歯科医院経営
実践マニュアル

紹介・口コミで患者さんは絶対増える

(有)ファイナンシャルプラス
代表取締役　澤泉千加良　著

クインテッセンス出版株式会社　2007

Tokyo, Berlin,Chicago, London, Paris, Barcelona, Istanbul, Milano, São Paulo, Moscow, Prague, Warsaw, New Delhi, Beijing and Bukarest

●はじめに

「皆さんの歯科医院に来院されている **〝カンジャさん〟** は **〝患者さん〟** ですか、それとも **〝感者さん〟** ですか？」

読み方は両方とも同じ〝カンジャさん〟ですが、〝患者さん〟にしか来院していただいていない歯科医院と、〝感者さん〟にたくさん来院していただいている歯科医院とでは、歯科医院経営のさまざまな面に大きな違いが現れます。

〝感者さん〟 の本当の呼び名は **共〝感者さん〟** といいます。皆さんの歯科医院に共感していただいている **〝共感者〟** の患者さんのことです。

当社が主宰して、歯科医院の増患増収、スタッフ育成、患者さん対応をサポートする「トップ1％歯科医院倶楽部」の会員歯科医院様には、ただたくさんの〝患者さん〟に来院していただける歯科医院づくりではなく、たくさんの共〝感者さん〟に来院していただける「**共〝感者さん〟来院型の歯科医院づくり**」を提唱しております。

本書でも「患者さんに紹介や口コミされる歯科医院づくり」のための大切な取り組みのひとつとして「共〝感者さん〟来院型の歯科医院」をご紹介しています。こうした医院をつくることは、新規患者数・紹介患者数アップ、自費診療率のアップなど、来院者数や売上げの増加・安定はもちろん、スタッフの採用や育成、先生やスタッフの仕事への高いモチベーションの維持、患者さんの満足度アップ、患者さんの治療への理解・協力など、歯科医院を成長・発展・継続させていくために必要不可欠な多くの成果をもたらすからです。同時に、こうした取り組みは、予防や口腔ケア意識の向上など、患者さんの自分の健康維持への意識改革などにも、良い成果をもたらしております。

本書でもご紹介している**「想い」を「形」にして「表現する」**取り組みを実践し続けることで、共〝感者さん〟に集まっていただけるようになってきた会員歯科医院様では、先ほどのようなさまざまな成果が現れてきております。

「紹介」が歯科医院を成長・発展させる！

と、私は思っております。

それは、第1章でお伝えしている**「本当の紹介」**をしてくれる患者さんを増やしていくための**「患者さんに対しての目標設定」**にもとづいた「患者さんに紹介や口コミされる歯科医院になるための考え方や取り組み」「患者さんからの紹介や口コミを増やすための考え方や取り組み」の中に、患者さんから支持される歯科医院づくり、歯科医院を成長・発展させていくためのすべての要素が含まれているからです。

今回は**「紹介・口コミ」**という一つのテーマにこだわり、「紹介・口コミ」を通して、患者さんから支持される歯科医院づくり、歯科医院を成長・発展させていくためになすべきことを、歯科医師の皆さんにお伝えしたく本書を書かせていただきました。

本書では「患者さんに紹介や口コミされる歯科医院づくり」について、

①患者さんに紹介や口コミされる歯科医院になるため、患者さんからの紹介や口コミを増やすための考え方

②その考え方を土台にしたノウハウや取り組み方

③そのノウハウや取り組みを実践した事例・結果

という3つの点から、具体的にまとめています。もちろん、本書のノウハウや取り組み方、紹介している事例に沿って実践していただくだけでも成果につなげていただけます。

ただ、それだけでは「**皆さんオリジナル**」の「患者さんに紹介や口コミされる歯科医院になるため、患者さんからの紹介や口コミを増やすためのノウハウや取り組み」を生み出しにくいのではないかと思い、ノウハウや取り組み方、そして事例や結果の〝**土台**〟となっている考え方についてもしっかりページをとっています。

〝土台〟となっている考え方を参考にしていただければ、「皆さんオリジナル」のノウハウや取り組み方を生み出していただけると確信しております。そして、そのような「皆さんオリジナル」のノウハウや取り組み方がどんどん生まれ、皆さんの歯科医院が成長・発展していただければ、これにすぐる喜びはありません。

「**紹介**」「**口コミ**」……一見すると、昔ながらの古さすら感じられる響きがある言葉です。ただ、現在では「紹介」「口コミ」される場が、人と人との直接のコミュニケーションの場だけではなく、「ホームページ」「ブログ」「SNS」など、インターネットの場にも広がり、さらに「紹介」「口コミ」は、人がモノや商品やサービスなどを選ぶとき、購入するときのきわめて重要な存在になってきており、その重要性は高まるばかりです。

「〝人〟が何かを〝人〟に紹介・口コミするため」「〝人〟に紹介・口コミされる何かになるため」に大切なこと。それは、いつの時代も変わりません。

本書が「皆さんの歯科医院が、患者さんに紹介や口コミされる歯科医院」になり、さらに患者さんから支持され、成長・発展していくためのプラスになることを願っています。そして、これまで以上に〝人〟について考えるキッカケにしていただければ幸いです。

2007年6月15日

「トップ1%歯科医院倶楽部」主宰
有限会社ファイナンシャルプラス
代表取締役　澤泉 千加良

●もくじ

第1章　紹介・口コミ拡大のために、大切なことを知っておく／13

第2章　紹介・口コミを拡大する決め手
～2つのアクセルづくりと3つのブレーキをはずす～／39

第4章　共〝感者さん〟が集まる歯科医院をつくるには……／107

第5章　共〝感者さん〟に協力してもらい、紹介・口コミを拡大する取り組み／141

イラスト：伊藤　典

第1章

紹介・口コミ拡大のために、大切なことを知っておく

1 紹介や口コミの拡大は患者さん同士の信頼関係強化の取り組み

「**紹介は、患者さんと患者さんとの信頼関係の上に成り立っていること。紹介による来院はその信頼関係を借りていること**」をいつも忘れずに、紹介していただいた患者さんと、紹介で来院された患者さんに対して、必要な対応をしていくことが「**患者さんに紹介・口コミされる歯科医院**」になるためには必要です。

患者さんからの紹介で皆さんの歯科医院に来院された新規の患者さんは、**皆さんのことを信頼して来院された**わけではありません。

「○○さんがいいよと紹介してくれた歯科医院だから、きっといい歯科医院なんだろうな。きっといい先生なんだろうな」というように、歯科医院を紹介してくれた○○さんという患者さんを信頼しているから、その○○さんが紹介してくれた皆さんの歯科医院に来院したということです。

○○さんとの信頼関係を通して、歯科医院や先生を信頼して来院したということです。つまり、患者さんを紹介していただくことは、患者さんがこれまでに築き上げてきた大切な人たちとの**信頼関係という財産を借りる**ことなのです。

金融機関からお金を借りたとき、利息をつけてお金を返すことができた人は、そこから信頼が生まれ、またその金融機関からお金を借りることができます。しかし、返すことができなかった人は、またその金融機関からお金を借りることはできません。

それと同じように、患者さんからお借りした信頼という財産を増やして返すことができる先生、つまり、紹介によって来院された患者さんに満足していただき、紹介していただいた患者さんの期待に応えることで、患者さん同士の信頼関係をさらに強くすることができた先生は、またその患者さんから紹介していただけるでしょう。

逆に、返せなかった先生、紹介して来院された患者さんに満足していただけない、その期待に応えることができず、患者さん同士の信頼関係を強くすることができなかった、信頼関係を壊してしまった医院は、もうその患者さんから、新しい患者さんを紹介していただくことはできないということです。

このチャンスは一度しかありません。一度失敗したら二度目はありません。

皆さんが一般歯科の院長先生だとします。矯正治療を受けたいという患者さんがいたので、知り合いの矯正専門歯科に初めて紹介しました。後日、初診相談に行った患者さんから「相談に行ったんですけど、治療や歯科医院の説明ばかりで、話を聞いてくれませんでした。なんか治療費が高い治療方法ばかりすすめられた気がします……」と良くない反応が返ってきました。皆さんは、他の患者さんをまたその矯正専門歯科に紹介しますか？

矯正専門歯科の院長先生でも同じです。抜歯のために患者さんを知り合いの歯科医院に初めて紹介したとき、同じような体験をしたら、皆さんは他の患者さんをまたその歯科医院に紹介しますか？　もう紹介しないという先生がほとんどではないでしょうか。「患者さんとの信頼関係が壊れてしまうかもしれない」というイメージが頭に浮かぶような歯科医院を、また紹介する先生はいないと思います。

患者さんもまったく同じです。皆さんの歯科医院を初めて友人などに紹介したときに、「○○歯科医院を紹介してよかった！」という体験ができなければ、他の患者さんを紹介していただけることはないということです。ですから、患者さんからの新しい紹介で来院された患者さんには、とくに気をつけて対応することが大切です。

これまでに、皆さんの歯科医院を紹介してくれた患者さんを調べてみてください。

1人しか患者さんを紹介していただいていない患者さんは、初めて友人などの大切な人に歯科医院を紹介したとき、「○○歯科医院を紹介してよかった！」という体験ができなかったか、もしかしたら皆さんが紹介された患者さんへの対応をミスしてしまい、「紹介しなければよかった……」という体験がある可能性が高い患者さんです。**1人しか紹介していただいていない患者さんがとても多い歯科医院は、紹介によって来院いただいた患者さんへの対応を変える必要があります。**

実は、患者さんからの紹介には「**①試しの紹介**」「**②本当の紹介**」の2つがあります。

患者さんが、皆さんの歯科医院を友人などに初めて紹介するのが「**試しの紹介**」です。そして、その「**試しの紹介**」で「○○歯科医院を紹介してよかった！」という体験ができた患者さん、つまり、紹介によって来院された患者さんに満足していただき、紹介していただいた患者さんの期待に応えることで、「**患者さんと患者さんとの信頼関係を強くする**」ことができた患者さんが、皆さんの歯科医院をまた他の患者さんに紹介してくれるという、2人目以降の紹介が「**本当の紹介**」となるのです。

患者さんからの紹介や口コミで、新規の患者さんが来院する「**患者さんに紹介・口コミされる歯科医院**」をつくっていくためには、この「**本当の紹介**」をしてくれる患者さんを増やしていくことが重要です。

「紹介される」は「期待される」――紹介してくれた患者さんは、紹介した患者さんが満足するような対応を、歯科医院がすることを期待して紹介します。紹介で来院した患者さんは、歯科医院が良い対応をしてくれること、素晴らしい歯科医院に出会えることを期待して来院します。

このつながっている**2つの期待**に応えることが、患者さんと患者さんとの信頼関係をさらに強くすることになり、「本当の紹介」をしていただける患者さんが増え、紹介の拡大につながっていきます。このことを忘れずに患者さんに対応すること、さまざまな取り組みを行っていくことが大切です。

2 紹介や口コミ拡大のための「患者さんに対しての目標設定」

まず次ページの図を見てください。皆さんの歯科医院に、田中さんという新規の患者さんが来院され、今まさしく治療を始めようとしているとします。

皆さんに質問です。

「あなただったら、この田中さんという新規の患者さんに対して、最終的にどんな結果を得ることを目標とされますか？」

①田中さんに治療や対応など、歯科医院に満足・感動していただくことですか？

②田中さんに治療や対応など、歯科医院に満足・感動していただくだけでなく、佐藤さんという患者さんを紹介していただき、その佐藤さんにも治療や対応など、歯科医院に満足・感動していただくことですか？

③田中さんに治療や対応など、歯科医院に満足・感動していただくだけでなく、佐藤さんという患者さんを紹介していただき、その佐藤さんにも治療や対応など、歯科医院に満足・感動していただくだけでなく、鈴木さんという患者さんを紹介していただくことですか？

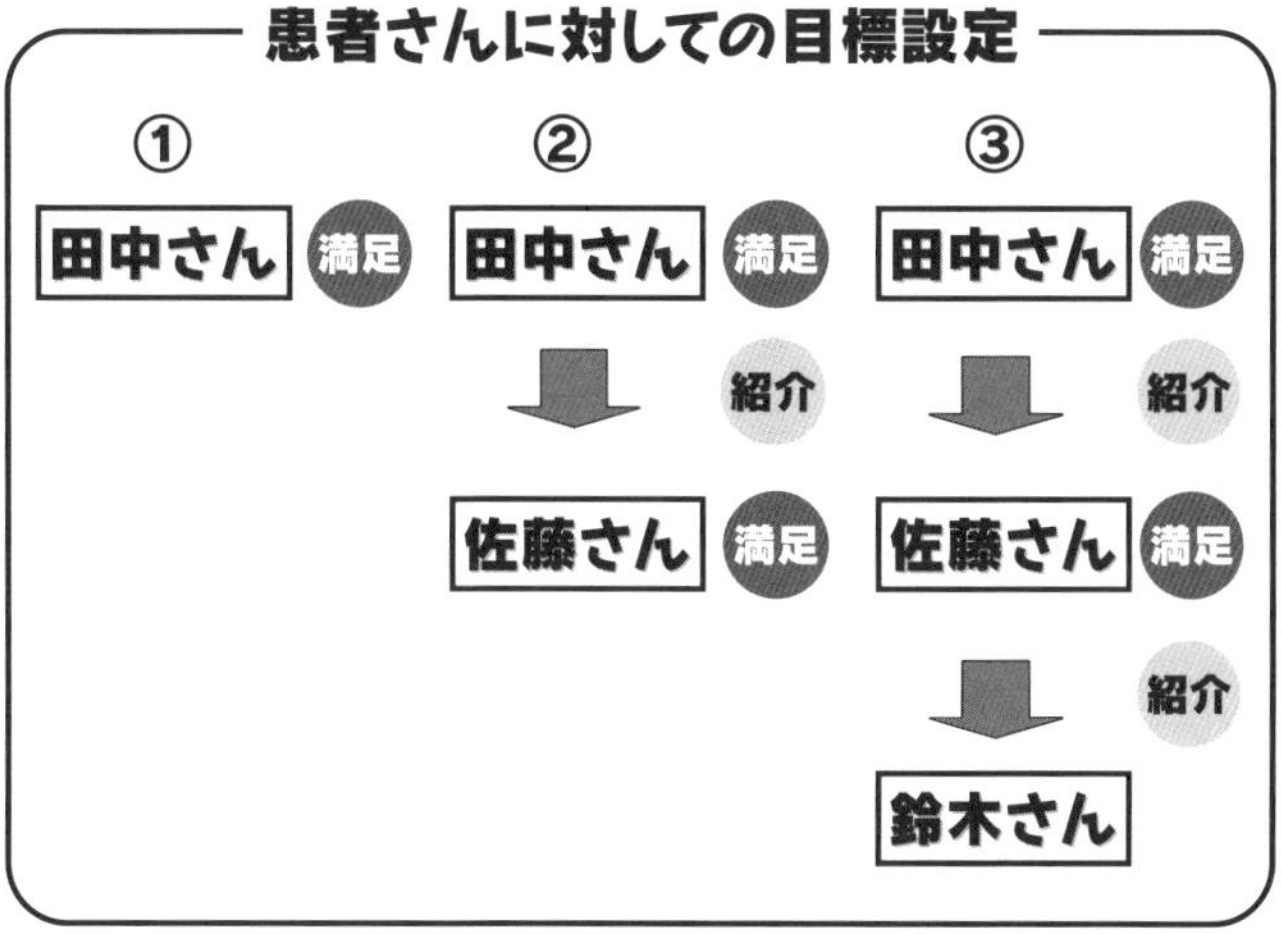

実は、患者さんからの紹介や口コミを増やすためには、この「新規の患者さんに対しての目標設定」をしてから、患者さんに治療・対応を行っていくことが大切です。

メジャーリーグでの活躍が期待される、松坂大輔投手の出身高校である横浜高校野球部の渡辺監督が、松坂投手が2年生の夏の県予選決勝で負けたとき、松坂投手に送った言葉があります。

「**目標がその日その日を支配する**」——どこまで行くのかどこまで登るのか、同じ一日同じ一歩でも覚悟が違う。十里の道も一歩から、百里の道も一歩から、千里の道も一歩から、同じ一歩でも覚悟が違う。

つまり、42・195キロのフルマラソンを走るのと5キロを走るのとでは、事前のトレーニング、道具等の準備、スタートラインでの心構えなど違います。同じ一つのことを行うにも、その覚悟や取り組み方がまったく違うということです。

この言葉を大切にした松坂投手は、高校生のとき、それまでの「**甲子園出場**」という目標を、「**甲子園での優勝**」に変えることで、これまでの練習量・質、取り組み方の甘さに気づき、それ以降、練習量・質、取り組み方を充実させていった結果が、3年生のときの〝春夏甲子園優勝〟につながったそうです。

新規の患者さんに対しての目標設定も、どこまでの結果を得ることを目標にするかで、「患者さんに対して」することも変わり、行う量も増え、その取り組み方や覚悟が違ってきます。同じ患者さんに対しても、治療時の配慮、挨拶の仕方、説明の仕方、言葉づかい、コミュニケーションの仕方、情報提供の仕方などが変わってくるということです。

この本でご紹介していく「患者さんから大切な友人などの紹介や口コミを増やすため」「患者さんから紹介・口コミされる歯科医院づくりのため」の新規の患者さんに対しての目標は③です。理由は、この目標を達成して初めて「田中さんという新規の患者さんが、歯科医院を大切な友人や周りの人たちに、**本当に紹介・口コミをしてくれる患者さん**になるための条件がそろう」からです。

その条件とは、自分が歯科医院を紹介した佐藤さんという友人が、自分と同じ「①歯科医院に満足する」「②歯科医院を友人に紹介する」の2つのことをしてくれたという体験をすることです。患者さんはこの体験ができたことで、「やっぱりこの歯科医院を紹介してもいいんだ」「やっぱりこの歯科医院は友人の役に立つんだ。友人は喜んでくれるんだ」

と、友人も自分と同じ２つのことをしたことで、はじめて「この歯科医院を紹介したことは間違いなかった」と安心できるからです。

「この歯科医院を紹介したことは間違いなかった」という **〝安心体験〟** が、患者さんが大切な友人などを紹介・口コミをするためには大事なことだからです。ですから、田中さんのように、この〝安心体験〟をした患者さんを増やしていくことが、患者さんから「本当の紹介」を増やすためにはとても重要となるのです。

患者さんから紹介された患者さんが〝満足していただけなかった〟としたら、２人目の患者さんを紹介することはありません。〝満足していただけた〟から２人目の患者さんを紹介してくれるのです。そして、紹介した患者さんが患者さんを紹介されたら、３人、４人、５人とドンドン紹介してくれる患者さんになります。それは、自分が満足するのと、大切な人に紹介するのとでは〝満足度の違い〟を知っているからです。

「患者さんから紹介・口コミされる歯科医院」をつくるためには、③を目標にして、紹介で来院された患者さんに対しての治療や対応などへの取り組み方や覚悟を変えることで、この〝安心体験〟をする患者さんを増やすことです。そのことが、患者さんと患者さんとの信頼関係を強くすることになり、①を目標にしている歯科医院と③を目標にしている歯科医院では、紹介や口コミで来院される患者さん数に明らかな差が現れています。

3 人に紹介や口コミをしてもらうために必要な2つの行動

患者さんから大切な友人などの紹介や口コミを増やすためには、**患者さん（人）が医療を提供する歯科医院や歯科医師（人）を、友人などの大切な人に紹介するために必要な行動**を知っておくことです。

人が人を紹介するためには、紹介する行動に出るための推進力の部分と、その行動を妨げている摩擦の部分の2つの側面に対して働きかける必要があります。

たとえば、クルマを走らせるには、エンジンにパワーを伝えるためにアクセルを踏むことが必要になります。このアクセルを踏むということを歯科医院に例えると、患者さんに満足していただける治療や医療サービスを提供することです。つまり、患者さんに「**満足・感動していただくための行動**」です。

しかし、これだけではクルマは走り出しません。何か忘れていることはありませんか？

そうです、ブレーキをはずすことです。どんなにアクセルを踏んでも、ブレーキをかけたままではクルマは走り出しません。

患者さんに満足されるように、頑張って最高の治療や医療サービスを提供して満足していただいても、実は不十分です。アクセルを踏んでパワーを伝えているだけで、走り出す妨げとなっているブレーキがはずされていないのです。

しかし、ほとんどの歯科医院では、患者さんに対して、このクルマのアクセルを踏む作業、つまり患者さんに満足していただける治療や医療サービスの提供、「**満足・感動していただくための行動**」だけに一生懸命力を入れているのが現状ではないでしょうか？

もちろん、このことは歯科医師の仕事でも非常に重要なことです。私はこのことを、歯科医院に当てはめると「**役立てそう**」**のアクセル**と「**喜んでもらえそう**」**のアクセル**の、2つのアクセルづくりと呼んでいます。これらは、患者さんを紹介していただくための一つの側面への働きかけとしては絶対に必要なことです。しかしながら、それだけでは多くの患者さんから患者さんを紹介していただくことはできません。

多くの患者さんから患者さんを紹介していただくには、クルマのブレーキをはずす作業、つまり紹介するという行動を妨げているものも同時に取り除いてあげるという、もう一つの側面への働きかけが必要になってきます。これが「**紹介・口コミをしていただくための行動**」です。

この、紹介するという行動の妨げになっているのが、「**紹介することに対しての不安・恐れ**」「**紹介するキッカケがない**」「**紹介するのが面倒くさい**」という3つのブレーキです。この紹介の妨げになっている3つのブレーキをはずしてあげないと、患者さんに友人などの大切な人を紹介してもらえないということです。

中でも、「紹介することに対しての不安・恐れ」を取り除いてあげることが、人から人を紹介してもらうためにはもっとも重要です。それは「人間の５つの基本的欲求」（次ページ図参照）にとても関わりがあるからです。

ご存知のように、人間はこの「５つの基本的欲求」を満たそうとして行動する動物で、基本的欲求が満たされていれば、幸せを感じて心が安定し、逆に満たされていないときに「不安・恐れ」を感じます。

患者さんは、歯科医院を紹介することで、友人などの大切な人の「役に立てる」「自慢話になる」と感じ、かつ自分の〝所属の欲求〟〝力の欲求〟を満たすために、歯科医院を友人などの大切な人に紹介します。しかし、「この歯科医院を紹介しても大丈夫かな？」「どう思われるかな？」「下手に紹介して信頼関係が壊れないかな？」と、〝生存の欲求〟〝所属の欲求〟を脅かされる恐れを感じたときには紹介しません。ですから、この「不安・恐れ」を取り除いて「安心」させてあげることが重要になるのです。

お話ししたように、**患者さん（人）が、医療を提供する歯科医院や歯科医師（人）を、友人などの大切な人に紹介するためには、患者さんに対して「満足・感動していただくための行動」（2つのアクセルづくり）と「紹介・口コミをしていただくための行動」（3つのブレーキをはずす）**を行っていくことが必要になってきます。

大切な人を紹介してもらうために必要な行動は？

≪クルマに例えると ≫

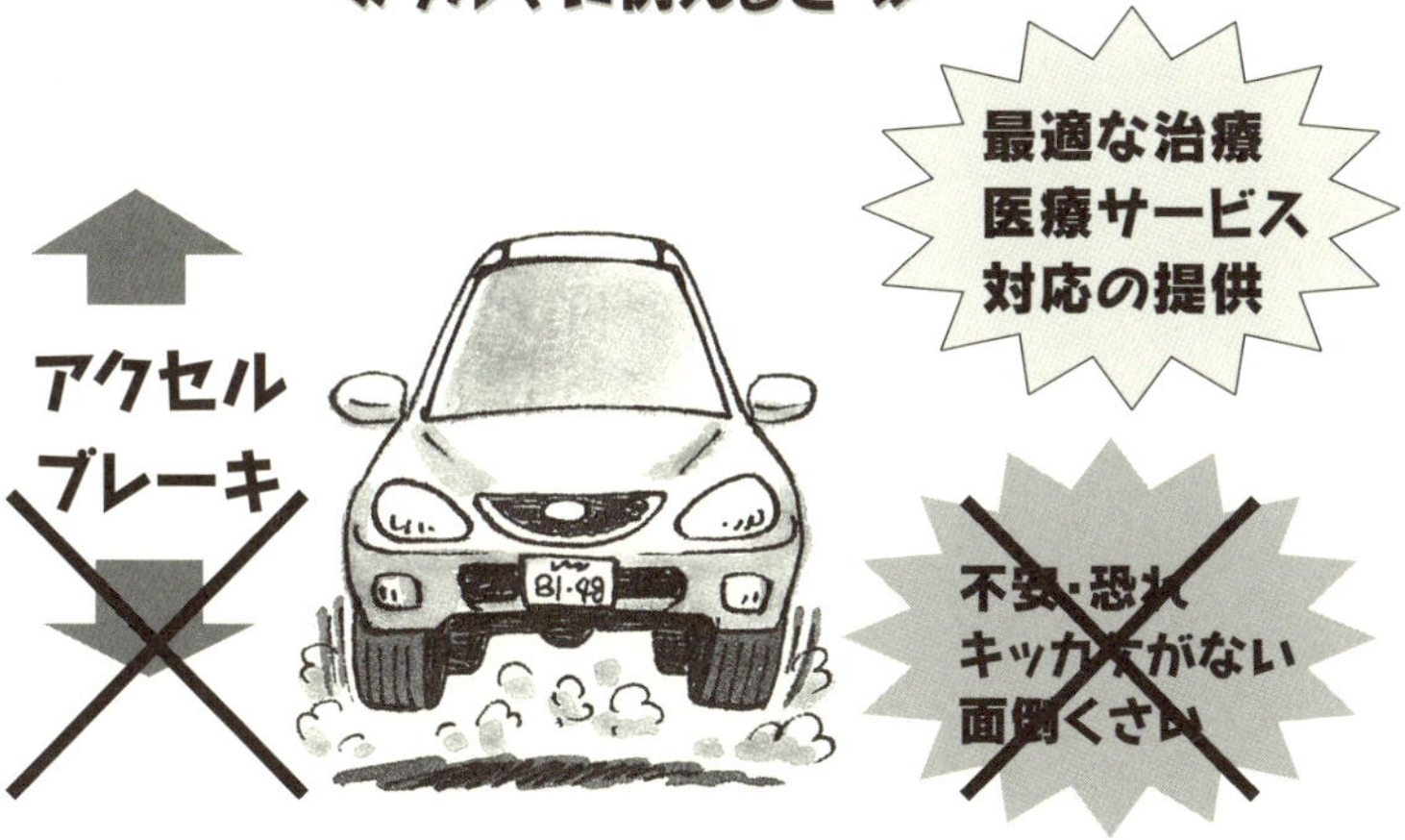
最適な治療
医療サービス
対応の提供
アクセル
ブレーキ
不安・恐れ
キッカケがない
面倒くさい

『5つの基本的欲求』

◇所属の欲求◇

私たちは周りの、誰とも関わりを持たずに、自分たった１人で生きていくことはできません。

家族、友人、会社の仲間等に所属して生きていこうとする動物です。

『所属の欲求』とは、愛し愛されて生きようとする欲求です。

恋をする、友情を求める、組織に所属したい、仲間と仲良くやっていきたいというような、
人間が持っている本能的な欲求です。

◇力の欲求◇

自分の欲しいものを、自分の思うような方法で手に入れたいと思う欲求です。

何かを達成して、周りの人に認められ、周りの人間にとって、価値のある存在になりたいという欲求です。

人から評価されたい、多くの人に認められたいというのが『力の欲求』です。

◇自由の欲求◇

自分の考えや感情のままに自由に行動し、物事を選び、決断したいという欲求です。

誰にも束縛されずに自由でありたいという欲求です。

◇楽しみの欲求 ◇

誰の指示も、強制されることもなく、自分からすすんでしたいことをする。

義務感にとらわれることになく、自ら主体的に喜んで何かを行いたいと思う欲求です。

趣味に没頭したり、さらに教養を身につけたいと思うのも『楽しみの欲求』です。

◇生存の欲求◇

子孫繁栄、快眠、快食、快便等、人間の生命の存続に関わるすべての欲求を含んでいます。

安全、衣食住に関することも含まれます。

4 紹介や口コミ行動でわかる患者さんの3つのタイプ

先生方に「**紹介してくれる患者さんと紹介してくれない患者さんとでは、何が違うと思いますか？**」と質問すると、「紹介してくれる患者さんは、自分の医院に満足してくれているから紹介してくれる」「紹介してくれない患者さんは、自分の医院に満足していないから紹介してくれない」という答えをよくいただきます。

では、「患者さんを紹介してくれないけれど、定期的に検診やクリーニングにきてくれる患者さん」はいませんか？

このような患者さんは、皆さんの歯科医院に満足していないのでしょうか？もし満足していなくて、何か不満があれば、とっくに他の歯科医院に行っていると思いませんか。

歯科医院に満足している、満足していないということも「紹介や口コミをしてくれるかどうか」の大切な要素ですが、実は別の要素もあるのです。

「パレートの法則」をご存知の方も多いと思いますが、「お店の売上の80％は、20％の種類の商品の売上が占める」「会社の売上の80％は、20％のお客様の売上が占める」など、さまざまな物事が**〝80：20〟**に分かれるという「**80：20の法則**」のことです。

この法則は、患者さんが歯科医院の紹介や口コミをするときにも当てはまり、紹介をしてくれる患者さんは全体の20％、紹介をしてくれない患者さんが80％というように分かれます。これをさらに分けて、**20：60：20（2：6：2の法則）**とする場合もあります。

ここでは、２：６：２の法則でお話ししていきます。それぞれのタイプは――

○**上位20％**は、今までどおりの治療や医療サービスを提供していれば、この歯科医院を紹介すると「役に立てそう」「喜んでもらえそう」と思ったときに、すすんで紹介や口コミをしてくれるタイプです。「満足・感動していただくための行動」（２つのアクセルづくり）を行うだけで、歯科医院の紹介・口コミをしてくれるタイプです。

△**次の60％**は、今までどおりの治療や医療サービスを提供しているだけでは、患者さんを紹介してくれないタイプです。「満足・感動していただくための行動」（２つのアクセルづくり）だけでなく、「紹介・口コミをしていただくための行動」（３つのブレーキをはずす）を併せて行うことで、歯科医院の紹介・口コミをしてくれるタイプです。

×**最後の20％**は、どんなに質の高い治療や医療サービスを提供しても、患者さんを紹介してくれないタイプです。

患者さんからの紹介や口コミを増やしていくためには、上位２つのタイプの患者さんにあった紹介や口コミをしていただくための取り組みを行っていかなければなりません。

ですから、その取り組みを行うために「**自医院の患者さんを上位20%のタイプの患者さんと、それ以外のタイプの患者さん**」とに分けることがスタートです。

まず患者さんの来院の経緯・紹介者欄などから、誰から紹介されて来院したのかを書き出し、どの患者さんが何人患者さんを紹介してくれているのかなどをリスト化して把握します。そして、リストの中から**患者さんを2人以上紹介してくれた患者さん**を、上位20%のタイプの患者さんというグループにします。

患者さんを2人以上紹介してくれたこの患者さんは、1人目の患者さんを紹介したときに、「喜んでもらった」「感謝された」という、皆さんの歯科医院を「紹介してよかった！」という体験をしたので、他の患者さんも紹介してくれた可能性が高いのです。これまでどおりの対応でも、歯科医院の紹介や口コミは期待できますが、「**紹介・口コミをしていただくための行動**」も行っていくことで、より多くの患者さんを紹介してくれる患者さんです。

残りが真ん中の60%のタイプと最後の20%の患者さんが含まれるグループになります。このグループでは、1人だけ患者さんを紹介してくれた患者さんと、一度も紹介していない患者さんに分かれます。

1人だけ患者さんを紹介してくれた患者さんは、先ほどのタイプの患者さんとは逆に、歯科医院がその紹介された1人の患者さんへの対応をミスしてしまい、「紹介してよかった！」という体験ができなかったために、他の患者さんを紹介してくれなかった可能性が高いといえます。１人だけしか紹介していただいていない患者さんが多い歯科医院は、紹介で来院された患者さんへの対応を変えることが必要です。

また、紹介をしていただけないのは「**紹介することに対しての不安・恐れ**」「**紹介するキッカケがない**」「**紹介するのが面倒くさい**」という3つのブレーキが原因と考えられます。これまで行っている「**満足・感動していただくための行動**」だけでなく、「**紹介・口コミをしていただくための行動**」も行っていくことで、紹介や口コミをしていただけるようになる患者さんです。

多くの歯科医院では「**満足・感動していただくための行動**」だけに力を入れていて、上位の20％のタイプの患者さんからの紹介だけに頼ることになってしまっています。そのため、このタイプの患者さんが増えない限り、紹介や口コミで来院する患者さんが増えないという歯科医院が多くなっています。

ですから、患者さんからの紹介や口コミを増やしていくには、**一番多い、真ん中の60％のタイプの患者さんにも紹介をしていただくための「満足・感動していただくための行動」と「紹介・口コミをしていただくための行動**」を併せて行うことが必要です。そうすることで、上位20％のタイプの患者さんだけに頼るのではなく、真ん中の60％の患者さんにも、紹介・口コミをしていただけるようになります。

5 紹介や口コミの2つのタイプ

紹介や口コミは、商品やサービスによって**「積極型紹介&口コミ」**と**「受身型紹介&口コミ」**の2つのタイプに分かれます。紹介や口コミによって患者さんを増やすためには「積極型紹介&口コミ」と「受身型紹介&口コミ」それぞれの特徴を知って、それに合った取り組みを行うべきです。

ここでは、2つのタイプの特徴についてお話していきます。

まず「積極型紹介&口コミ」は、消費者が商品を購入したりサービスを受けたとき、すぐに自らがすすんで、自分の周りに積極的にその商品やサービス、お店の紹介や口コミをするタイプです。

では、どんな商品やサービスが「積極型紹介&口コミ」タイプに当てはまると思いますか？　そうです。一般的に紹介や口コミ向きといわれているタイプです。

「○○って映画見た？　まだ見てないのか。すごく感動して泣けたよ。絶対見に行ったほうがいいよ！」

「あそこのラーメン、すごく美味しいんだよ。けっこう並ぶけど、一度は食べに行ったたほうがいいよ！」

いかがですか？　よく耳にする会話ではないですか。

次に「受身型紹介&口コミ」は、消費者が商品を購入したりサービスを受けたときは、あまり消費者自らがすすんで自分の周りに、その商品・サービス・お店の紹介や口コミをしないタイプです。どんな商品やサービスが「受身型紹介&口コミ」のタイプに当てはまるかというと、歯科医院や生命保険などがこのタイプに入ります。

「○○生命の商品、すごくいいよ！　提案されてすぐ加入しちゃったよ！　お前も絶対加入したほうがいいよ！」

「あそこの歯医者さんの治療、すごくうまくて感動したよ！　お前もスグに行ったほうがいいよ！」

このような会話はあまり聞かないと思います。「受身型紹介&口コミ」は、自分からすすんで周りの人たちに紹介や口コミをすることがほとんどないタイプのものです。ただし、ある〝条件〟を満たすと、自分の周りにすすんで紹介や口コミをしてくれます。その〝条件〟とは**〝自分の周りの人たちから聞かれた時〟**です！

たとえば生命保険でも――

Aさん「今年8月に子供が産まれるから、生命保険を見直したいんだけど、いい営業の人誰か知らない？」

Bさん「知ってるよ！　A生命のBさんは、すごい知識もあって、わかりやすく説明してくれるから、紹介するよ」

たとえば歯科医院では――

Aさん「すごく歯が痛いんだけど、いい歯医者さん知らないかな？」

Bさん「A歯科医院は、治療が上手で説明もわかりやすいから行ってみれば！」

これならよく聞く会話だと思います。つまり「受身型紹介&口コミ」は、消費者が商品を購入したりサービスを受けたり、お店に行った時点では、消費者自らがすすんで自分の周りに、その商品やサービスやお店の紹介や口コミをしないけれど、〝周りの人から聞かれた時〟には、積極的に紹介や口コミをするタイプです。

どうしてこの2つのタイプは、周りの人に紹介や口コミをするタイミングが違うのでしょうか？　その答えは、周りの人に紹介や口コミをする話が「**自分の自慢話になると思う**」「**相手の役に立つ話になると思う**」タイミングの違いです。

映画やレストラン、美味しいラーメンなどは、その人の周りのほとんどの人が興味あることですから、スグに紹介や口コミをしても、その人は「自分の自慢話」「相手の役に立つ話」になると思えます。しかし、生命保険や歯科医院や病院は、その人の周りの人が困っていなかったり、病気にかかっていなかったり、歯が痛くなければ、普段は関心がないことですから、スグに紹介や口コミをしても、「自分の自慢話」「相手の役に立つ話」

にならないのです。でも、その人が歯が痛くて困っていて「いい歯医者さん知らない？」と聞かれた時は、その人が関心を持っていて、その人が知らないことを教えてあげるというかたちになるので、その人は「自分の自慢話」「相手の役に立つ話」になると思えます。ですから、その時には積極的に紹介や口コミをするのです！

「受身型紹介&口コミ」タイプになる歯科医院の場合、患者さんがどんなに良い治療をしてもらったと思っていても、先生がしっかりと説明をしてくれて歯科医院に満足していたとしても、周りの人たちから「聞かれない」と、紹介や口コミがされにくいのです。歯科医院は、基本的に「受身型紹介&口コミ」タイプになるので、その特徴にあった取り組みを行うほうが、紹介や口コミを増やしやすいでしょう。

ただ「受身型紹介&口コミ」タイプの歯科医院でも、「積極型紹介&口コミ」の商品やサービスを歯科医院で提供することで、周りから聞かれなくても、患者さん自らすすんで紹介や口コミをしていただくこともできます。

上位20%と真ん中の60%の患者さんに合わせた、80%の患者さんに紹介していただけるような歯科医院をつくり、患者さんからの紹介や口コミで来院される患者さんを増やしていくためには、**「患者さんの3つのタイプ」**と**「紹介や口コミの2つのタイプ」**の特徴を知り、その特徴にあった取り組みを行っていくことが大事です。

次章から、その取り組みを具体的に紹介していくことにします。

6 紹介する時の患者さんの気持ちを体験する習慣化

「自分がされて嫌なことは他人にもしない」
「自分がされて嬉しいことを他人にもしてあげる」

とはよく聞く言葉です。この言葉のポイントは「自分がされたことがないことは、その時の気持ちがわからない」ということにあります。

「自分にその体験がないと、それをされたら嫌なのかがわからないから、相手にも嫌なことをしてしまう可能性もある」「自分にその体験がないと、それをされたら嬉しいかがわからないから、相手にもそれをしてあげられない可能性もある」ということであり、**「体験する」ことの大切さ**を伝えています。

本書でご紹介している「紹介・口コミ」についても、まったく同じことがいえます。人に何かを紹介・口コミした経験が少ない先生、とくに、人にモノや場所・お店を紹介するのではなく、〝人に人〟を紹介した経験が少ない先生は、患者さんが歯科医院を友人などの大切な人に紹介するときの気持ちがわかりにくいのです。

「友人などの大切な人を紹介していただいた患者さんに対して、何をしてあげるといいのか？」

「患者さんからの紹介で来院される患者さんに対して、何をしてあげるといいのか？」

「患者さんからの紹介で来院される患者さんに対して、何をしてしまったら、紹介していただいた患者さんは嫌な気持ちになるのか？」

つまり、紹介で来院された患者さんや紹介していただいた患者さんに、何をしてあげたらいいのか、何をしてはいけないのかがわからないということです。

ですから、この本でお話しすることを実践して、多くの患者さんから紹介・口コミしていただくためには、自分でも「**紹介グセ**」をつけて、皆さんが「**歯科医院を紹介するときの患者さんの気持ちを体験すること**」が大切です。

以前、生命保険営業の方々の研修に講師として呼んでいただき、「紹介」についての話をしたときのことです。

「生命保険の営業の仕事をする前に、生命保険に加入されていた方は、どれくらいいらっしゃいますか？」と、質問しました。そうすると、参加されていた60名ほどの生命保険営業の皆さんのほとんどが手を挙げました。

次に「それでは、その時、担当の営業の方を、皆さんの大切な友人に紹介した方はどれくらいいますか？」と尋ねたところ、今度は、手を挙げた方がほんの数名で、ほとんどの方が紹介していなかったのです。

「生命保険に加入した経験はあるが、その担当営業を他の人に紹介した経験がある人は少ない」とのことです。つまり、生命保険の営業を、大切な友人に紹介するとき、紹介した後のお客様の気持ちを経験したことがある人はほとんどいません。

その気持ちがわからないまま、お客様に大切な友人の紹介を依頼しているので、お客様に何をしたら紹介してもらえるのか、何をしたらいけないのかがわからないため、なかなか友人を紹介していただけない、という結果にもなっているようです。

お話ししたのは、生命保険業界のこと、つまり一般企業でのことですが、同様に、患者さんが大切な人に皆さんの歯科医院を紹介するときや、紹介した後の気持ちを知ることは大切なことです。

そのためには皆さんも、他のサービスや商品を営業の方やお店から購入した際に、それが良かったときは、その営業の方やお店、商品やサービスを自分の周りに紹介するクセ、つまり「紹介グセ」をつけることです。とくに、**周りの〝人〟に〝人〟を紹介するクセ**をつけることです。

「大切な人に、人を紹介するときって、こういう気持ちなんだなあ」

「紹介した人から、こんなことされたときに安心したなあ」

など、皆さんが患者さんの立場になることで気づくことがたくさん出てきます。そうすると、紹介で来院された患者さんや紹介していただいた患者さんに、何をしてあげたらよ

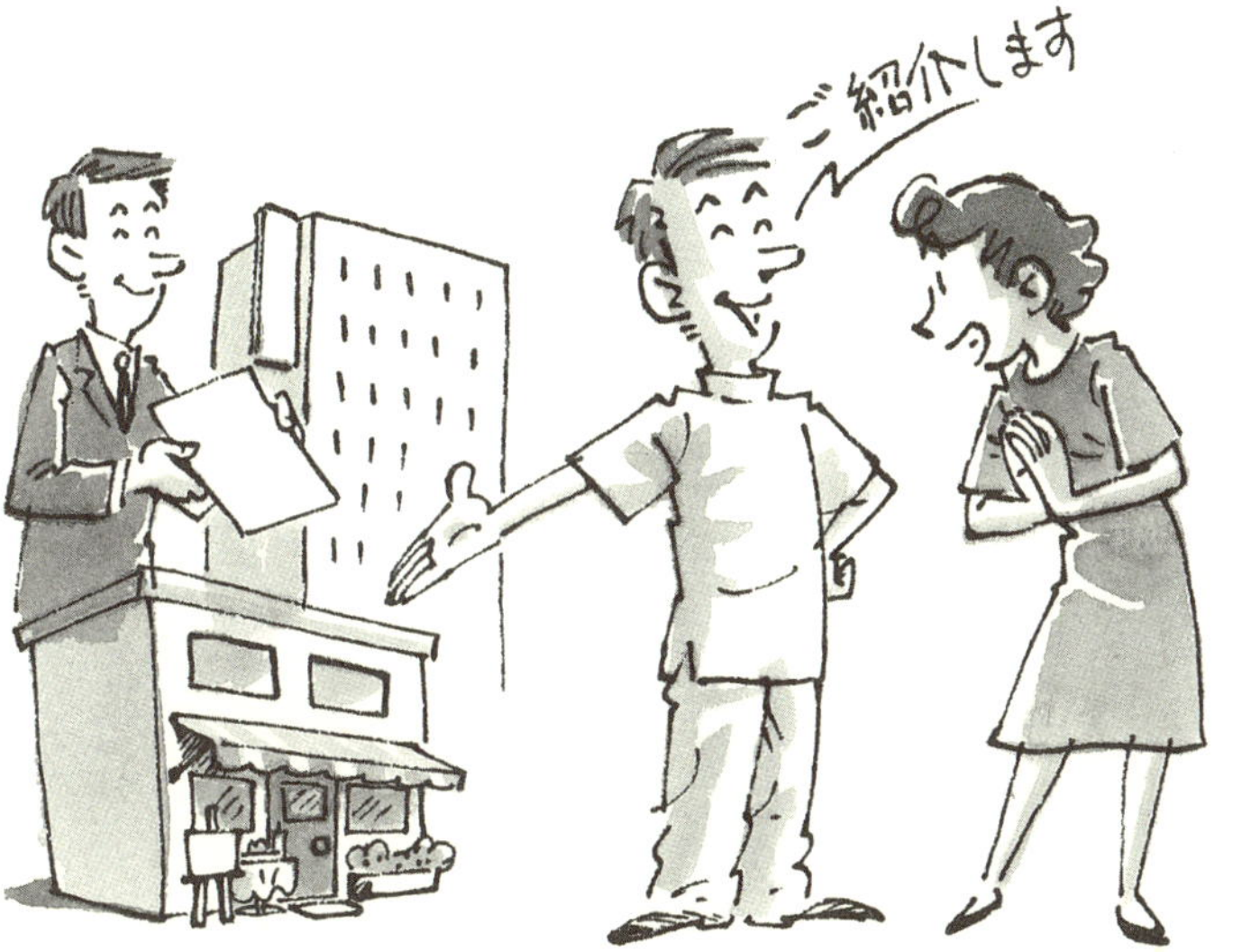

いのか、何をしてはいけないのかが、さらにわかってくると思います。

最後に、紹介や口コミの拡大をはかるために、とても大切な質問をさせていただきます。

「皆さんは、自分の歯科医院を大切な人に自信を持って紹介できますか？」

「Ｎｏ」という皆さん。皆さんが自分の歯科医院を自信を持って紹介できなくて誰が紹介してくれるのでしょうか。まずは、「Ｙｅｓ」と自信を持って答えられるようになることから始める――このことが紹介や口コミを拡大していくためにはとても大切なのです。

これは、患者さんの立場で考えるとおわかりになると思います。

第2章

紹介・口コミを拡大する決め手

～2つのアクセルづくりと3つのブレーキをはずす～

1 「役に立てそう」のアクセルをつくる

2つのアクセルをつくる：その①

患者さんを紹介してくれる可能性がある80％の患者さんから、患者さんを紹介していただくためには、前述のとおり、紹介するという行動の推進力のための「**満足・感動していただくための行動**」と、紹介するという行動の妨げを取り除くための「**紹介・口コミしていただくための行動**」という2つの行動を、一人ひとりの患者さんに行っていくことが必要です。

紹介する行動の推進力となる「**役に立てそう**」**のアクセル**と「**喜んでもらえそう**」**のアクセル**の、2つのアクセルを患者さんにつくってあげるだけで、患者さんを紹介してくれる患者さんも20％ほどいると思います。しかし、真ん中の60％の患者さんからも患者さんを紹介していただくためには、「**不安・恐れのブレーキ**」「**キッカケがないブレーキ**」「**面倒くさいのブレーキ**」という、紹介する行動の妨げとなっている3つのブレーキをはずしてあげる「紹介・口コミしていただくための行動」も、併せて行う必要があります。

そこでこの章では、80％の患者さんから紹介・口コミされるための「**2つのアクセルづくり**」と「**3つのブレーキをはずす**」取り組みについてお話ししていきます。

患者さんが歯科医院を友人などの大切な人に紹介するときの、行動の推進力の一つになるのが、**「歯科医院を紹介することで、大切な人の役に立てそう」**という**イメージ**です。

「役に立てる」「満足してくれる」と確信をもって、歯科医院を紹介する患者さんは多くありません。歯科医院を一度紹介した患者さんで、その時に「紹介してよかった！」という体験をした患者さんが、２回目以降にする**「本当の紹介」**のときには、「役に立てる」「満足してくれる」という確信レベルで紹介していると思いますが、それ以外の患者さんは、「役に立てそう」「満足してくれそう」という「間違いないはずだ」レベルで、歯科医院を紹介しているのがほとんどです。

「自分が体験してよかったと思っている治療についての紹介は、確信レベルの紹介ではないのですか？」という質問を先生方からよくされますが、患者さんにアンケートやヒアリングをするとわかりますが、「自分は良いと思ったけど、他の人は良いと思うかどうかわからないので紹介できない」という声をよく耳にします。ですから、自分が体験してよかったと思っている治療についても、「間違いないはずだ」レベルで紹介している患者さんが多いと思います。

「紹介してよかった！」という体験をした患者さんを増やして、確信レベルの紹介を増やすことがもちろん重要ですが、一度も紹介したことがない患者さんに、このような確信レベルで紹介していただくことは困難です。

80％の患者さんから患者さんを紹介してもらうためには、まずは歯科医院を紹介することが、その患者さんの大切な人の「役に立てそう」「満足してくれそう」というイメージを持つような取り組みを行うことがスタートになります。

その取り組みとは「役に立てそう」というイメージを持つための体験を増やすことです。「体験したことしか紹介できない」という「紹介の原則」がありますが、患者さんに体験してもらわないと「役に立てそう」とは思ってもらえません。

〝むし歯の治療〟だけを体験した患者さんは、〝むし歯の治療〟については「役に立てそう」というイメージを持てますので、〝むし歯の治療〟を求めている人が周りにいたときには、そのイメージが「役に立てそう」のアクセルになって紹介してくれます。しかし、検診・ケア・ＰＭＴＣ・ホワイトニング・矯正治療など、自分が体験したことがない治療には、「役に立てそう」というイメージを持っていませんので、これらを求めている人が周りにいたとしても、紹介することが難しくなってしまいます。

これらのことは、患者さんを紹介してもらうためだけではなく、本来患者さんに役立つ必要なことでもあるので、日頃から検診・ケア・ＰＭＴＣ・ホワイトニング・矯正治療など、歯科医院で体験する機会を増やしていき、患者さんの「役に立てそう」というイメージを持つ体験を増やすことが大切です。

また、「デンタルグッズ」「患者さん向け院内セミナー」「患者さん向けイベント」「患

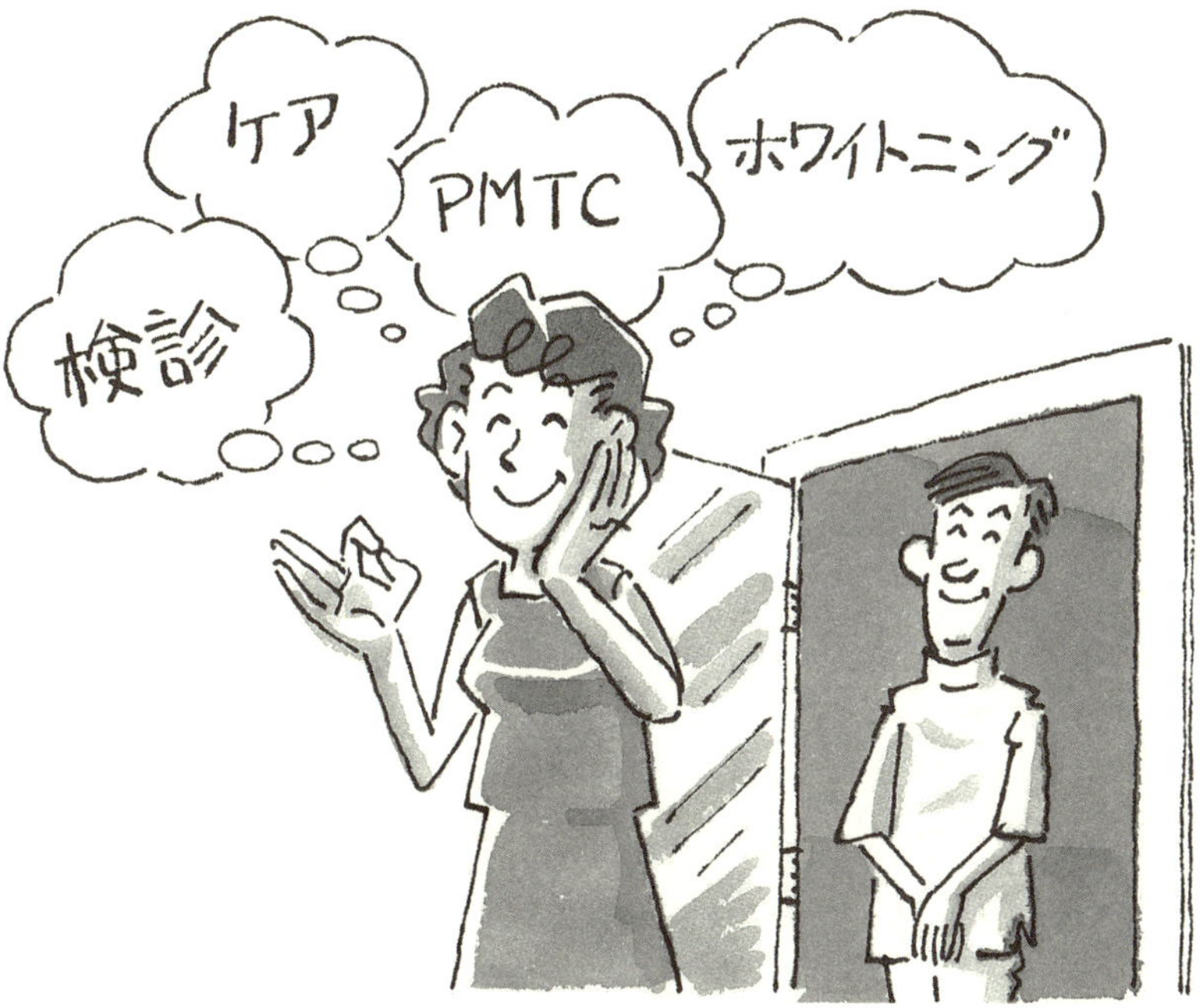

者さんコミュニティ」「医院新聞」「医院小冊子」など、歯科医院で提供しているさまざまなものに触れていただき、「役に立てそう」というイメージを持つ体験を増やすことは、治療やケアを受ける前段階のことでも、患者さんからの紹介によって歯科医院と患者さんの周りの人との接点を増やすために役立ちます。

治療やケアに限らず、歯科医院でさまざまな体験をしていただき、患者さんの「役に立てそう」というイメージを持っていただくことは、患者さんが歯科医院を友人などの大切な人に紹介する行動の推進力につながります。

2 2つのアクセルをつくる：その②
「喜んでもらえそう」のアクセルをつくる

患者さんが歯科医院を、友人などの大切な人に紹介する行動の推進力のもう一つが、**「歯科医院を紹介することで、大切な人に喜んでもらえそう」**という**イメージ**です。

この「喜んでもらえそう」のイメージをつくるには、それぞれの「患者さん接点」で「こんなことしてくれるんだ！」という患者さんの期待を上回ることを患者さんに提供して、満足・感動の体験を積み重ねてもらうことです。

「歯科医院の患者さん接点」とは、次ページの図のように患者さんが歯科医院の存在を知ってから、来院して治療を終えて帰るまでの、患者さんと歯科医院とのあらゆる接点のことです（「歯科医院の患者さん接点」については、拙著『患者さんを増やす仕組みづくり』でも詳しくご紹介しています）。

表現を変えると、患者さんが歯科医院の存在を知ってから、来院して治療を終えて帰るまで、その歯科医院が自分にとって「良い医院」か「悪い医院」かのイメージをつくるための「見る」「聞く」「感じる」もののすべてのチェックポイントということです。

図では「患者さん接点」を大まかにご紹介していますが、実際には患者さんと歯科医院

歯科医院の患者さん接点とは？

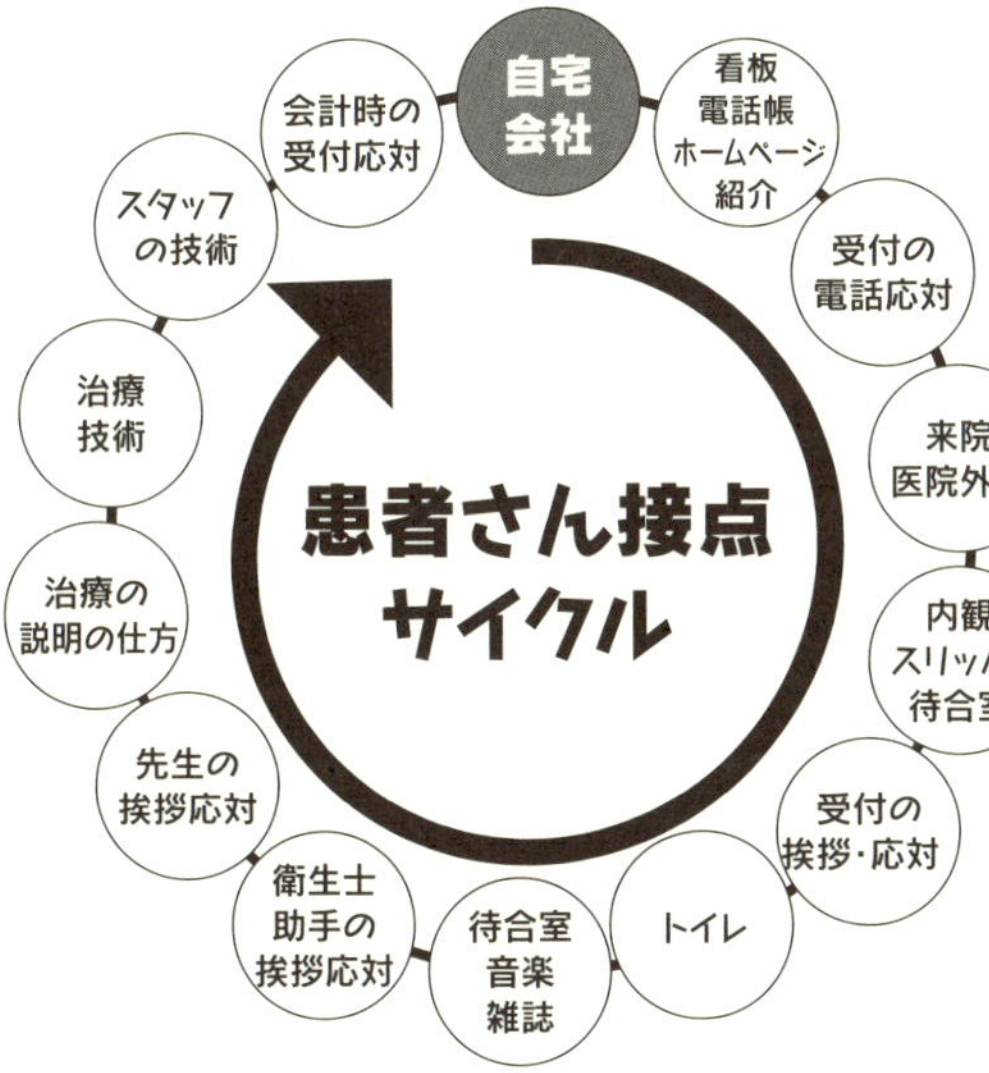
患者さん接点
サイクル
自宅
会社
看板
電話帳
ホームページ
紹介
受付の
電話応対
来院
医院外観
内観
スリッパ
待合室
受付の
挨拶・応対
トイレ
待合室
音楽
雑誌
衛生士
助手の
挨拶応対
先生の
挨拶応対
治療の
説明の仕方
治療
技術
スタッフ
の技術
会計時の
受付応対

には、とてもたくさんの「患者さん接点」があります。

　患者さんは、そのたくさんの「患者さん接点」で、歯科医院をチェックしてイメージをつくっているわけですから、そのたくさんの「患者さん接点」で期待を上回ることを提供して、患者さんに満足・感動の体験を積み重ねてもらい、「この歯科医院を紹介すれば、大切な人に喜んでもらえそう」というイメージを持つチャンスにすることができます。

　ただし、特長のない歯科医院を紹介することは、患者さんにとって難しいことです。患者さんが歯科医院を簡単に紹介できるようにするためにも、**歯科医院の売り（特長）**をしっかりと患者さんに伝えていく必要があります。それには、ただ患者さんにあれもこれも提供するのではなく、歯科医院の売り（特長）を患者さんに伝え、かつ患者さんが満足・感動されることを「患者さん接点」

で提供することが大切です。

「**歯科医院の売り（特長）**」を患者さんにしっかりと伝えるためには、患者さんが歯科医院の売り（特長）としてイメージできそうなものごとがないかを考え、あれば積極的に取り入れ、できるだけ多く「患者さん接点」で表現すべきです。

歯科医院のイメージカラーも、ブルーのものが歯科医院に1つ、2つあるだけでは、ブルーが歯科医院のイメージカラーだと思う患者さんも少ないと思いますが、看板・診察券・医院パンフレット・ソファー・ユニット・イス・フロア・キャビネット・紙エプロンなどのすべてがブルーだとしたら、「この歯科医院のイメージカラーはブルー」ということがほとんどの患者さんにしっかりと伝わると思います。それと同じことが、歯科医院の売り（特長）の伝え方にもいえます。

たとえば「**患者さんの声をしっかりと聴く歯科医院**」ということが売り（特長）の歯科医院では、「カウンセリングルームを設けて、初回カウンセリングのときに、患者さんの話を聴く」ことを実践するだけでなく、以下のような複数の「**患者さんの声を聴く患者さん接点**」を設けることで、歯科医院の売り（特長）を患者さんに伝える取り組みを行っています。

①スタッフが行う初回のカウンセリング
②歯科医師が行うカウンセリング

③相談専門スタッフによる相談タイム
④患者さん専用の質問・相談窓口（メール・電話・ＦＡＸ）
⑤毎回アンケート
⑥定期検診案内往復ハガキ
⑦治療開始時の毎回質問
⑧治療終了後の毎回質問
⑨カウンセリングルームを設ける

「自分の話をしっかりと聞いてほしい」「治療方法などについては、わかりやすくしっかりと説明してほしい」と思っている患者さんには、ご紹介したようなことを複数の「患者さん接点」で表現することで、「私たちの声を、こんなにもしっかりと聞いてくれるんだ！」という満足・感動体験を積み重ねていただき、「自分と同じような人に、この歯科医院を紹介したら喜んでもらえそう」というイメージを持っていただけるのではないでしょうか。

患者さんに、このような満足・感動体験を積み重ねていただき、さらに歯科医院の売り（特長）をしっかりと伝えることで、こんな人にこの歯科医院を紹介したら「喜んでもらえそう」というイメージを持っていただく――患者さんが歯科医院を、友人などの大切な人に紹介する行動の推進力をつくることになります。

3 3つのブレーキをはずす：その①「不安・恐れのブレーキ」をはずす

(1) 人づくり・信頼づくり〜安心して紹介できるように〜

「好きな人しか紹介しない！」

これは、とても当たり前のことです。しかし患者さん（人）が、人が医療を提供する歯科医院を紹介するためにはとても重要なことです。

皆さんは、嫌いな人を大切な友人や家族に紹介しますか？　嫌いな人を紹介する人はいないのではないでしょうか？　患者さんも同じです。とくに、人が医療を提供する歯科医院を、周りの人に紹介するときには「満足してもらえるかな？」「どう思うかな？」ということが、紹介する行動のブレーキになるくらいですから、「嫌いな人」を紹介する患者さんはいません。

ですから、当たり前のことですが、「**人から好かれる人になる**」というのは、患者さんからの紹介や口コミを増やすために必要な要素です。

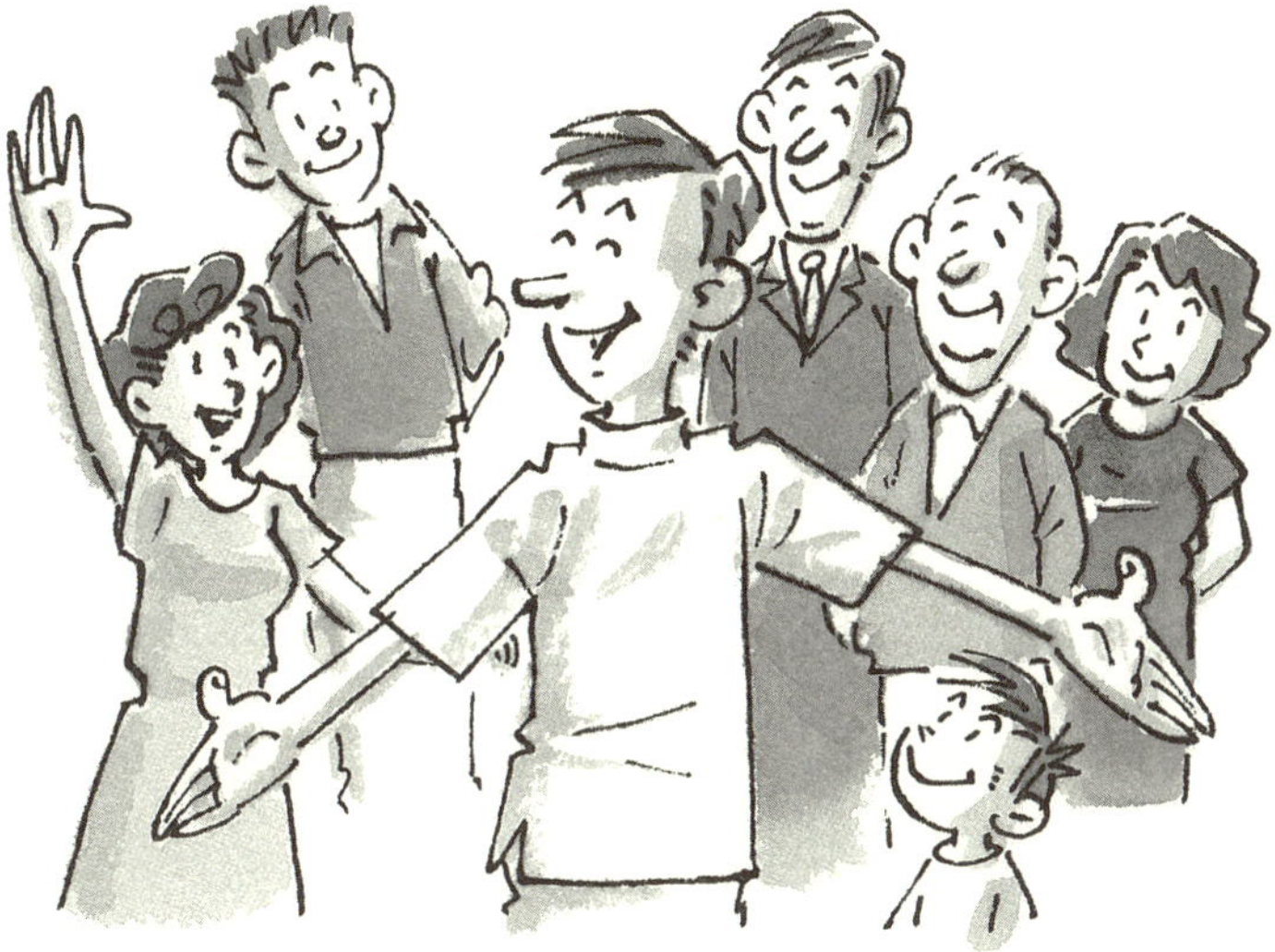

ここでは、患者さん**５人のうち４人（80％）から紹介される歯科医院**になるための大切な要素「人から好かれる人になる」についてお話しします。

患者数が減っている歯科医院が多いといわれる中にあっても、地域の皆さんがたくさん来院している歯科医院も多くあります。そのような歯科医院を経営している会員歯科医院の先生方や、私が講師をしたセミナーに参加された歯科医師の皆さんとお話しをしていて感じられる、ある〝共通点〟があります。

それは「**明るい話をする人**」「**前向きな話をする人**」ということです。地域の皆さんが集まってきているのには他にもいろいろな理由がありますが、その理由の一つに、この先生方から感じる〝共通点〟の「歯科医院の経営者、リーダーである院長」が「明るい話をする人」「前向きな話をする人」ということがあげられると思います。

〝聞いているだけで自分も暗くなってしまいそうな暗い話、後ろ向きな話をする人〟

〝聞いていると自分までやる気になってくる、楽しい気分にさせてくれる明るい話、前向きな話をする人〟

皆さんだったら「どちらのタイプの人と話をしていたいですか？」「どちらのタイプの人と話をしていると楽しいですか？」、あるいは「どちらのタイプの人が好きですか？」——ほとんどの方が〝明るい話をする人〟〝前向きな話をする人〟と答えるのではないでしょうか？　これは皆さんだけでなく、〝患者さん〟も同じように答えると思います。

それでは「どちらのタイプの人を〝大切な友人〟に紹介したいですか？」——この質問にもほとんどの方が、〝明るい話をする人〟〝前向きな話をする人〟と答えるのではないでしょうか？　皆さんだけでなく、〝患者さん〟も同じように答えると思います。逆に、皆さんも患者さんも〝暗い話をする人〟〝後ろ向きな話をする人〟を好きな人はいないし、大切な友人に紹介する人もいません。この先生方が〝明るい話をする人〟〝前向きな話をする人〟であることが、地域の人たちが集まってきている理由、地域の皆さんに好かれている理由の一つになっているといってもおかしくないでしょう。

ただ、これらの先生方の多くは、もともと自然に〝明るい話をする人〟〝前向きな話をする人〟だったというよりも、意識して〝プラスの話にしている〟〝プラスの言葉を使っている〟のです。つまり〝明るい話をする人〟〝前向きな話をする人〟ではなく、**〝明るい話にできる人〟〝前向きな話にできる人〟〝プラスの話にできる人〟**ということです。

〝マイナスの話〟があふれている空間は、よい雰囲気にならない、〝マイナスの話〟があふれている空間は、患者さんや歯科医院にとってプラスにならないことを、この先生方は知っています。〝プラスの話〟があふれている、〝プラスの言葉〟があふれている空間はよい雰囲気になる、そんな空間のほうが患者さんや歯科医院にとってプラスになることを知っています。

ですから、意識して〝プラスの話にする〟〝プラスの言葉を使う〟ことで、よい雰囲気をつくっているのです。そうした努力の結果、その先生方の歯科医院はよい雰囲気になり、そして好かれる人になり、地域の方々が集まってきているのだと思います。

〝明るい話をする人〟に人は集まってくる！

〝前向きな話をする人〟に人は集まってくる！

〝プラスの話にできる人〟に人は集まってくる！

皆さんはいかがですか？　この先生方のように、常に〝明るい話〟〝前向きな話〟をするように心がけていますか？　意識して〝プラスの話にしていますか？〟〝プラスの言葉を使っていますか？〟――このことは、５人の患者さんのうち４人から紹介される歯科医院になるための「人から好かれる人になる」大切な行動なのです。

(2)「紹介地図」で信頼のつながりをイメージする！

「紹介は、患者さんと患者さんとの信頼関係の上に成り立っている」――患者さんに協力してもらい、歯科医院の紹介や口コミを増やしていくためには、この点を忘れずにいることが大切です。

患者さんに協力してもらい、歯科医院の紹介や口コミを増やしている歯科医院は「患者さんと患者さんとの信頼関係を強くしている」歯科医院です。歯科医院の紹介や口コミを増やせない歯科医院は「患者さんと患者さんとの信頼関係を強くしていない」歯科医院だからです。

「患者さんと患者さんとの信頼関係を強くする」ために必要なことは、患者さんを**〝点〟**ではなく、**〝線〟**で見るようにすることです。つまり、患者さん同士の信頼のつながりをイメージして、常に目の前にいる紹介で来院された患者さんに接することです。

紹介で来院された患者さんに対応するとき、常に「**この患者さんに出会えたのは、どなたのおかげですか？**」「**そのキッカケを創ってくれた患者さんを忘れていませんか？　そのキッカケを創ってくれた患者さんにいつも感謝していますか？**」ということを思い出して、目の前の患者さんと歯科医院との出会いのキッカケを創ってくれた患者さんとのつながりをイメージしてください。患者さんの紹介によって来院する患者さんを増やしていくためには、感謝する気持ちを持つ習慣が大切です。このことを意識して、

「今、この患者Cさんが来院してくれているのは、この患者さんを紹介してくれたBさんや、Bさんのことを紹介してくれたAさんのおかげなんだ！」

と、今、目の前にいる患者さんに出会うキッカケになった患者さんたちのことを、常に思い出して感謝する習慣をつけていくと、「その患者さんたちの信頼や期待に応えるのは、目の前にいる患者さんに満足していただくことだ！」「その患者さんたちの信頼関係を壊さないようにするには、目の前にいる患者さんに満足していただくことだ！」ということがわかってきます。そのために普段以上に、目の前の患者さんに集中して治療ができ、コミュニケーションも自然と一生懸命にできるようになります。

そうすると、意識して対応していない時にくらべて、紹介によって来院された患者さんの満足度が上がり、その患者さんを紹介していただいた患者さんが、また別の患者さんを紹介してくれやすくなります。

頭の中で記憶をたどって思い出しながら、患者さん同士のつながりをイメージすることもできるかもしれませんが、それよりも簡単に、そして確実に〝患者さんのつながりをイメージ〟できる方法があります。

それが「**紹介地図を書く**」という方法です。ここで、皆さんに質問です！

「歯科医院を開院されてからこれまでに、どれくらいの数の患者さんが、皆さんの医院を紹介してくれていますか？」

「歯科医院を開院された当初の患者さんから、今、紹介によって来院されている患者さんまで、どうつながってきているか知っていますか？　確認したことはありますか？」

「患者さんを紹介してくれた患者さんたちそれぞれが、皆さんの医院をどのような言葉で紹介しているかをご存知ですか？」

私がこれまでに接点を持った歯科医師の方々の中には、このような質問に答えられる方がほとんどいなかったのですが、皆さんはいかがですか？

この3つのことは、計画的に紹介による患者さんを増やしていくためには必要になってきますが、これを忙しい皆さんの頭の中で、ずっと覚えておくことはおそらく不可能ではないでしょうか？

そこで、先ほどの3つのことを覚えておき、イメージするために役に立つのが「紹介地図」です。紹介地図とは「家系図」のように、昔から今までの紹介によって来院された患者さんのつながりを書いたものです。

「紹介地図」には、①患者さん同士の関係、②紹介のキッカケ、③紹介の言葉を書いておくことで、患者さんがどのようにつながっているのか、どの患者さんが誰を紹介してくれたのか、患者さんがどんな言葉で自医院を紹介しているのかなどを確認できます。

その「紹介地図」を見ると――

「佐藤さんは、田中さんと鈴木さんと伊藤さんを紹介してくれたんだなあ」

「田中さんは、木村さんを紹介してくれたけど、鈴木さんと伊藤さんからは患者さんを紹介していただいていないなあ、満足していただけなかったのかなあ？」

「木村さんはうちの医院のことを、先生もスタッフもとっても感じのよい医院と、田中さんから紹介されたみたいだから、田中さんも私たちの対応には満足していただけたのかもしれないなあ」

……など、患者さんのつながりや、患者さんのことをしっかりと思い出すこと、イメージすることができるようになります。

ですから、この「紹介地図」をつくっておき、紹介によって患者さんが来院された時には、紹介地図さえ見れば、すぐに〝患者さんのつながりをイメージする〟ことができ、目の前の患者さんに集中して対応することができるようになるのです。

患者さんに協力してもらい、歯科医院の紹介や口コミを増やしていくためには、「患者さんと患者さんとの信頼関係を強くする」ことが必要です。そのためには、患者さんを〝点〟ではなく、〝線〟で見るようにすることで、患者さん同士の信頼のつながりをイメージして、常に目の前にいる紹介で来院された患者さんに接することです。

そのために「紹介地図」は、歯科医院にとって必須の取り組みなのです。

(3) 「紹介の言葉集め」で2つの期待に応える！

患者さんに協力してもらい、歯科医院の紹介や口コミを増やしていくためには、紹介や口コミで来院していただいた新規の患者さんとの間に、信頼関係を育てていくことが大事になります。

「第一印象ですべてが決まる！」といわれるように、信頼関係を育てていくスタートとなる**「紹介で来院された患者さんとの最初の接点」**における対応で、紹介で来院された患者さんに好印象を与えられるか、期待に応えられるかが、今後の信頼関係を築きあげていくためにはとても重要です。

皆さん、こんな実験をテレビでご覧になったことはありませんか？

「これからくる人は〝保母さん〟なんですけど……」

「これからくる人は〝会社を経営している女性〟なんですけど……」

というように、同一の女性の「仕事」について、紹介の仕方を変えると、紹介後にその女性に会った人が、同じ女性から受ける〝第一印象〟が違ってくるという実験です。

「これからくる人は〝保母さん〟なんですけど……」と紹介すると、その人がもともと〝保母さん〟という職業をしている人に対して持っているイメージがその女性の第一印象になって、第一印象が〝優しそう〟となります。

同じ女性を、「これからくる人は〝会社を経営している女性〟なんですけど……」と紹介すると、その人がもともと〝女性経営者〟に対して持っているイメージが、その女性の第一印象になって、〝こわそう〟〝やり手そう〟になるというのです。

まったく同じ女性の第一印象が、その人が〝保母さん〟や〝女性経営者〟という〝職業〟に対して持っていた〝潜在印象〟によって変わるという実験です。つまり**〝第一印象〟**は、その人（物）に初めて接点をもつ前に持っている**〝潜在印象〟**、与えられた〝潜在印象〟で変わる！　ということです。

これを歯科医院に置き換えると、新規の患者さんが歯科医院に初めて来院したときに持つ歯科医院の第一印象は、来院する前に歯科医院に持っていた〝潜在印象〟、来院する前に与えられていた〝潜在印象〟でつくられるということです。

それでは、歯科医院に初めて来院される新規の患者さんは、どのようにして歯科医院の〝潜在印象〟を持つのでしょうか？

それは多くの場合、その歯科医院の存在を知るキッカケで〝潜在印象〟がつくられます。患者さんが来院されたとき、問診表・予診票を見れば、電話帳、看板、ホームページ、雑誌の記事、患者さんの紹介など、その患者さんが歯科医院の存在を知ったキッカケがわかると思います。

新規の患者さんは、歯科医院に対する〝潜在印象〟を持って来院しています。これらの歯科医院の存在を知るキッカケの中で、とくに気をつけたいのは〝患者さんからの紹介〟による来院です。

〝患者さんからの紹介〟によって、医院の存在を知って来院される患者さんが持つ〝潜在印象〟は、**〝患者さんからどのような言葉で歯科医院を紹介されたか〟**という「**紹介の言葉**」によってまったく違ってきます。

たとえば「○○歯科医院は、先生もスタッフの人たちもみんなとっても優しく対応してくれるから……」と紹介された新規の患者さんは、「先生もスタッフもみんな優しい歯科医院」という〝潜在印象〟を持って来院されるでしょう。

「□□歯科医院は、皆さんが衛生面にとってもで気をつかっていて、安心して治療を受けられるから……」と紹介された新規の患者さんは、「衛生的な歯科医院」という〝潜在印象〟を持って来院されるでしょう。

患者さんからの「紹介の言葉」はそれぞれ違いますから、新規の患者さんに良い第一印象を持っていただくには、いろいろな〝潜在印象〟を持って来院する患者さんへの対応を考えて行うことが必要になってきます。

「先生もスタッフもみんな優しい医院」という〝潜在印象〟を持って来院された患者さんが、予約を取るために電話をかけてきたとき、受付スタッフがぶっきらぼうな対応をしたら、その歯科医院の〝第一印象〟はどうなるでしょうか？
「衛生的な医院」という〝潜在印象〟を持って来院されたとき、待合室の床にはホコリがたくさんあって、トイレに行ったら水しぶきが飛び散ったままだったら、その歯科医院の〝第一印象〟はどうなるでしょうか？

この患者さんが持つ〝潜在印象〟をわかりやすい言葉にすると、これから初めて行こうとしている歯科医院への〝期待〟です。その〝期待〟に応える〝第一印象〟を与えているかどうかで、新規の患者さんの満足度が違ってくるということです。

患者さんからの紹介で来院した新規の患者さんに好印象を持っていただき、期待に応えるためには、「当医院をどのような言葉で紹介いただきましたか？」と、その〝期待〟をつくりあげた「紹介の言葉」を聴く習慣をつけて、どんな期待を持って来院した患者さんなのかを把握して、その期待に応える対応をすることが大切です。

それは、来院された患者さんの信頼に応えるだけでなく、皆さんの医院を信頼して、大切な友人知人を紹介してくれた患者さんの期待に応えることにもなります。そうすれば、また他の患者さんを紹介していただけます。しかし、紹介した友人に〝期待していたのとちょっと違ったみたい〟といわれたとしたら、その患者さんは次に紹介してくれることはないでしょう。

(4)「会話カルテコミュニケーション」で信頼を育てていく

紹介や口コミで来院された新規の患者さんと信頼関係を築きあげることは、紹介してくれた患者さんから、さらに新しい患者さんを紹介していただくため、つまり、紹介・口コミを拡大していくためには必須です。

患者さんとの信頼関係を築くためのポイントは、患者さんに「**自分が先生やスタッフ、つまり歯科医院から大切にされている**」と感じてもらうことです。逆に、粗末に扱われていると感じれば不満を持つことになります。

では、患者さんはどんな時に〝自分は歯科医院から大切にされている〟と感じるのでしょうか？　それは、歯科医院に来院している多くの患者さんの中で、先生やスタッフが〝自分のことを知ってくれていると感じた時〟〝自分のことを覚えていてくれたと感じた時〟、つまり、その他大勢としてではなく、〝個としてしっかりと見てくれている、対応してくれている〟と感じた時です。

ですから、大切にされていると感じてもらうためには、日頃の診療の中で「患者さんを知っていること」「患者さんのことを覚えていること」、そして「そのことを患者さんに感じてもらうこと」が必要になります。

それを実現するために必要なことは、患者さんのことを知るために〝患者さんの声を聴くこと〟〝患者さんの声を聴いていることを患者さんに表現すること〟の2つです。

この2つを日頃の診療の中で行うことで、

先生やスタッフ、つまり歯科医院は〝自分のことを知ってくれている〟

先生やスタッフ、つまり歯科医院は〝自分のことを覚えていてくれている〟

と、患者さんに感じていただくことができます。

この2つを日頃の診療の中で、〝簡単に〟そして〝継続的に〟行うために、会員歯科医院様で行っている取り組みが「**会話カルテコミュニケーション**」です。

〝患者さんのことを知る〟ためには、診療での関わりという限られた時間での、患者さんとの会話の中で、患者さんの声を聴いて、患者さんについていろいろと把握していくことが必要になります。ただ患者さんの声を聴くだけでは〝患者さんについて知る〟ことはできますが、〝患者さんのことを覚えている〟ことを患者さんに伝えられません。

〝患者さんのことを覚えている〟ことを患者さんに伝えるためには、会話の中で把握したことを、時間が経ってから患者さんに表現することです。そうすれば、「あの時に話したことをしっかり覚えていてくれていたんだ」と、以前、自分が先生との会話の中で話したことを覚えてくれていたこと、そして多くの患者さんの中で、その会話をした〝自分のこと〟を覚えてくれていたことを感じていただけます。

そのためには「患者さんとの会話で知った〝患者さんのこと〟をしっかり覚えていること」です。

いかがですか?

今、目の前にいる患者さんと、先週の診療中に会話した内容を覚えていますか?

先々週の診療中に会話した内容を覚えていますか?

しかし、これができないと〝患者さんのことを覚えている〟と伝えることはできません。

実は、このことを、日頃の診療の中で簡単に行えるのが**「会話カルテコミュニケーション」**です。患者さん個々の診療内容を記録するためには、必ず「カルテ」をつけています。その「カルテ」を見れば、1週間前でも、1ヵ月前でも、個々の患者さんについて、前回どのような治療をしたかを思い出せます。

ですから、患者さんとの会話についても、**「会話カルテ」**(私がつくった造語)を患者さん個々に用意して、治療のカルテと同様に、その日の患者さんとの会話の中で印象に残ったことを、治療が終わった時に、1つでも2つでもメモしていけばよいのです。そうすれば、患者さんと会話した内容を覚えていなくても、「会話カルテ」でいつでも思い出せるようになります。

後は、診療の流れの中に、「会話カルテコミュニケーション」のプロセス――

①患者さんとの今日の会話の中で印象に残ったことを、1つでも2つでも治療が終わっ

たら、「会話カルテ」にメモして残す

②次回患者さんが来院されたとき、「会話カルテ」を見て前回の会話で印象に残ったことを確認して思い出す

③患者さんとの会話の中に、前回来院時の会話で印象に残ったことを話題として必ず出すようにする

を取り入れることで、「患者さんとの会話の中で把握したことを、時間が経ってから患者さんに表現する」ことが簡単にできます。

これによって、こんなにたくさん患者さんが来ているのに、先生やスタッフ、つまり歯科医院は〝自分のことを知ってくれている〟〝自分のことを覚えていてくれている〟と患者さんに伝わり、〝自分は歯科医院から大切にされている〟と感じていただき、信頼関係をつくることができるのです。

そして、この「会話カルテコミュニケーション」を毎回継続して行っていくことで、患者さんとの信頼関係をより強固にしていくことができます。

とくに、紹介で来院された患者さんに対しては、初診時から必ず「会話カルテコミュニケーション」を継続して行って信頼関係を育てていくことが必須です。そうすることで、その患者さんを紹介してくれた患者さんに、さらに歯科医院を紹介・口コミしていただくことができるようになります。

(5)「0かプラスの積み重ね」でマイナスの体験をさせない

44ページでは、紹介する行動の推進力をつくるための「患者さん接点」で、患者さんに満足・感動体験を積み重ねていただき、歯科医院の売り（特長）をしっかりと伝えて、「喜んでもらえそう」というイメージを患者さんに持っていただくことを話しました。

ここでは、**紹介する行動のブレーキをはずすための「患者さん接点」**で、患者さんに**「0かプラスの体験」**を積み重ねていただき、安心して紹介できる歯科医院のイメージを育てていくことについてお話しします。

患者さんにマイナスの体験をさせないこと——とくに、これまで「皆さんの歯科医院を友人などの大切な人に紹介する」という体験がない患者さんに、新しい患者さんを紹介していただくにはとても大切なことです。とりわけ「受身型紹介&口コミ」タイプになる歯科医院で、患者さんに大切な友人などを紹介していただくためには、「患者さん接点」で、「すごい満足体験」「素晴らしい感動体験」をするよりむしろ、「患者さん接点」で「0かプラスの体験」を積み重ねていただき、「**患者さんにマイナス体験をさせないこと**」「**患者さんにマイナスイメージをつくらせないこと**」を意識して取り組むことが重要です。

それは「もっと良くなりたい！」というモチベーション（プラスのモチベーション）に

よる行動よりも、「悪い状態から抜け出したい！」というモチベーション（マイナスのモチベーション）による行動のほうが、力が強いからです。

「良い状態を保ちたい！」「もっと良くなりたい！」というプラスのモチベーションで、歯の予防やキレイになるために歯科医院に行くよりも、「むし歯を治したい！」「痛みから逃れたい！」というマイナスのモチベーションで、治療のために歯科医院に行くという来院動機が多いことからも、人が行動を起こすときに、プラスとマイナス、どちらのモチベーションが強いかがわかるでしょう。ハングリー精神による行動がその代表です。

ですから、どんなに「役に立てそう」「喜んでもらえそう」というプラスのイメージを持っていただいても、患者さんが歯科医院でマイナスの体験をして、「紹介した患者さんも歯科医院で体験するかもしれない……」というマイナスのイメージがあると、マイナスのモチベーションによる行動のほうが強いので、紹介する行動を起こしていただけない患者さんが出てきてしまいます。

そのような患者さんを少なくするためにも、「患者さん接点」で、「患者さんにマイナス体験をさせないこと」「患者さんにマイナスイメージをつくらせないこと」です。そのためには、

①「患者さん接点」を洗い出す

②「患者さん接点」をチェックする

③「患者さん接点」を整える
④「患者さん接点」を活かす
という順番で、「患者さん接点」をチェックして整えて活かす！　という取り組みを継続的に行っていくことが効果的です。

①「患者さん接点」を洗い出す／まずは、自医院の「患者さん接点」を洗い出す作業を、先生とスタッフが協力して医院全体で行います。

②「患者さん接点」をチェックする／その「患者さん接点」は4つの立場からの目線を活かしてチェックします。

●自分たち（先生やスタッフ）でチェックする
●第三者（歯科関連企業などの方）にチェックしてもらう
●モニター患者さんにチェックしてもらう
●患者さんにチェックしてもらう

「患者さんが見て、聞いて、どう感じるか？」をチェックすることが大切なので、まずは自分たち（先生やスタッフ）で、「患者さんの目線」に立って「患者さん接点」をチェックします。ただ、先生やスタッフは、歯科医院側、歯科業界の人間なので100％患者さんの目線でチェックすることはできません。モニター患者さんなど、患者さんの立場に近い第三者に協力していただきチェックすることが大切です。

※当社が歯科医院の「患者さん接点」をチェックして、その整え方をご紹介した『患者さんの目線からレポート（Vol.1〜36）』を、３冊の小冊子にまとめました〈『患者さんの目線から（Ｐａｒｔ１〜３）』〉。本レポートは当社パートナーの歯科医院サポート会計事務所、生命保険営業が、顧問先やお客様の歯科医院に毎月お届けしているものです。本書ご購読に感謝して、無料にてプレゼントさせていただきます。「患者さん接点」のチェックや、院内体制整備にお役立ていただけると思います。奥付に申込方法をご紹介してありますので、ご希望の方はそちらからお申し込みください。

③**「患者さん接点」を整える**／４つの立場からの目線でチェックした結果をもとに、「マイナスの患者さん接点」を、０の状態に戻すための方法を、ミーティングなどで考えます。モニター患者さんなどの第三者にもミーティングに参加していただき、一緒に考えていただいている歯科医院もあります。そして考えた方法を実行して、「０かプラスの接点」にします。

④**「患者さん接点」を活かす**／「マイナスの患者さん接点」を「０かプラスの接点」にすることができたら、次はその接点をさらにプラスの接点にするための方法を考え、その接点でも「満足・感動体験」を積み重ねていただけるようにします。

このような手順で、患者さんに「マイナスの体験」ではなく、「０かプラスの体験」を「患者さん接点」で積み重ねていただけるようにして、安心して紹介できる歯科医院のイメージを持っていただくことが、80％の患者さんから紹介・口コミしていただくためには、きわめて重要なことなのです。

4 3つのブレーキをはずす：その②「キッカケがないブレーキ」をはずす

(1)「会話づくり」で聞かれる回数を増やす！
～いろいろな紹介の機会をつくる～

とても単純なことですが、患者さんからの紹介を増やす一番の方法は「**いい歯医者さん知らない？**」と、患者さんが聞かれる回数を増やすことです。その回数が増えれば患者さんからの紹介が増えます。歯科医院にかぎらず「いい○○知らない？」というように、商品やサービスについて「聞かれる回数を増やす！」ということが、「受身型紹介&口コミ」タイプの紹介や口コミを増やす一番のポイントです。

「紹介を増やすにはどうしたらいいんだろう？」と考えるのではなく、「**患者さんがいい歯医者さん知らない？　と聞かれる回数を増やすにはどうしたらいいんだろう？**」と考えて、そのための取り組みを行えば、患者さんからの紹介で来院する患者さんは増えます。図をご覧ください。

この図で「紹介で患者さんが来院されるプロセス」を再確認していただくと、「患者さ

紹介で患者さんが来院されるプロセスを知っておく！

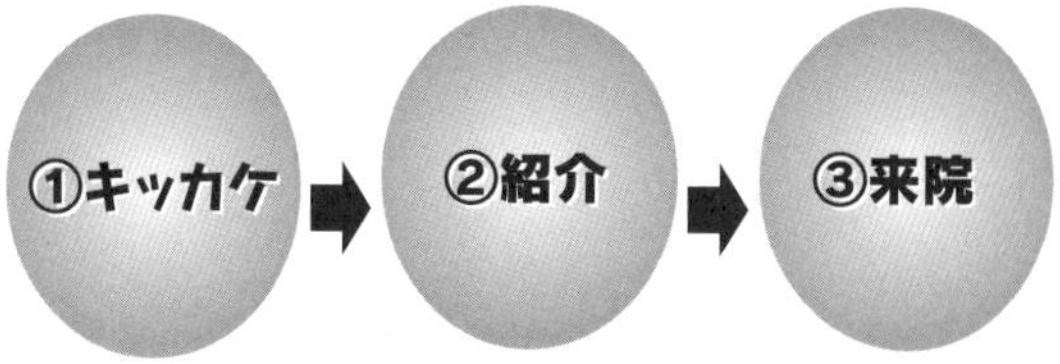

んが、いい歯医者さん知らない？　と聞かれる回数を増やす」ために何をすればいいかがわかってきます。

今、歯科医院に患者さんからの紹介で、患者さんが来院されました（③来院）。この患者さんは、飛び込みではなく紹介で来院されたわけですから、その前に必ず「皆さんの歯科医院を紹介された」というプロセスがあります。

では、日常の生活の中でいきなり患者さんが、友人に皆さんの歯科医院を紹介するでしょうか？　その前に患者さんが友人から「いい歯医者さん知らない？」と、歯科医院について聞かれるキッカケになった会話、聞かれなくても、皆さんの歯科医院が紹介されるキッカケになった会話、皆さんの歯科医院や皆さんの名前が登場するキッカケになった会話があったはずです。まったく「歯科」や「歯」に関係ない会話で、歯科医院や皆さんの名前が登場する、皆さんの歯科医院を紹介することはほとんどありませんから、何か「歯科」や「歯」に関係する会話が、患者さんと友人との間で交わされていたのです（②紹介）。

そして、その前に、その会話が患者さんと友人との間で交わされるキッカケが、今、紹介で来院された患者さんか、紹介してくれた患者さんにあったのです（①キッカケ）。

長くなりましたが、このプロセスからも「患者さんが、いい歯医者さん知らない？　と聞かれる回数を増やす」ことが必要なことがわかります。それは、友人が患者さんから皆さんの歯科医院が紹介された「歯科」や「歯」に関係する「会話」。そして、その「会話」をすることになったキッカケです。

つまり、患者さんと患者さんの友人など、大切な人が「歯科」や「歯」に関係する「会話」をするキッカケを患者さんに提供して、その会話をする機会を増やしてあげれば、「いい歯医者さん知らない？」と聞かれる回数を増やすことにつながります。そこで、会員歯科医院様で実践している「聞かれる回数」を増やす取り組みをご紹介します。

●たとえば、患者さんが働く美容院に、歯についての本、歯の情報が載っている雑誌を提供して、お客さんと歯について会話をするキッカケをつくる

●患者さんが働く美容院の美容師さんに、ホワイトニングモニターになっていただき、美容師さんとお客さんがホワイトニングについての会話をするキッカケをつくる

●営業をされている患者さんにお願いして、その方のお客様向けに発行しているニュースレターに、歯についての原稿を執筆させていただき、お客さんと歯について会話をするキッカケをつくる

●女性専用デンタルグッズセットを販売して、患者さんとその会社の仲間が歯のケアについて会話をするキッカケをつくる

●「歯についてのテレビ番組情報」を患者さんに提供して、ご家族と患者さんが歯についての番組を一緒に見て会話をするキッカケをつくる
●医院新聞で、歯について、歯のケアについての会話のキッカケになる情報を提供して、患者さんと家族や会社の仲間が、歯について、歯のケアについての会話をするキッカケをつくる
●料理教室・クリスマス会などのイベントを開催して、患者さんと周りの人との会話の中に歯科医院の名前が登場するキッカケをつくる

生活の中で「歯に関するテレビ番組」や「雑誌の歯に関する特集」を、年に何回か目にする機会がある患者さんもいると思います。しかし、「歯科」や「歯」についての会話のキッカケに接する機会が少ないのが現状です。それだけに、このような歯科医院から患者さんに対して、意識的に「歯科」や「歯」についての会話になるキッカケを提供して、「会話をつくる」ことが、「いい歯医者さん知らない？　と聞かれる回数」を増やすことにつながります。

アンケートを実施したり、紹介で来院された患者さんにヒアリングしたり、または美容師さんにお聴きすると、患者さんと周りの人が「歯科」や「歯」について話した会話の内容やそのキッカケを知ることができます。それらを参考にすると、「会話づくり」につながる「キッカケ」が提供しやすくなります。

(2)「情報発信」で歯科医院の名前が登場する機会を増やす！

実はもう一つ、患者さんから友人など大切な人を紹介していただくために重要なことが、前述の**「紹介で患者さんが来院されるプロセス」**からわかります。

それは、患者さんと友人との会話の中で「いい歯医者さん知らない？」と聞かれたときはもちろん、聞かれなくても、「歯科」や「歯」についての会話をしているときに、**「皆さんの歯科医院の名前を思い浮かべてもらうこと」**です。

ここでは、そのために必要な2つのことについてお話しします。

①「いい歯医者さん知らない？」と患者さんが聞かれたときに、他の歯科医院ではなく皆さんの歯科医院の名前を思い浮かべてもらう

いくら皆さんが患者さんに、「歯科」や「歯」についての会話をするキッカケや会話の材料を提供して、患者さんが「いい歯医者さん知らない？」と友人などから聞かれる回数を増やしても、その時に「そういえば、先週買った雑誌に載っていた○○にある歯科医院が良さそうだよ！」と、他の歯科医院を思い浮かべて紹介されてしまったのではどうしようもありません。

患者さんは、友人から「〝いい歯医者さん〟知らない？」と聞かれているわけですから、大前提として、患者さんに「**いい歯医者さん**」＝「**皆さんの歯科医院**」と思っていただくことが、他の歯科医院ではなく皆さんの歯科医院の名前を思い浮かべてもらうためには必要です。

そのためには「患者さん接点」で満足・感動体験を積み重ねていただく取り組み、「会話カルテコミュニケーション」で信頼関係を育てる取り組みなど、これまでご紹介してきた取り組みを行って、歯科医院に良いイメージを持ってもらうことが大事です。

②患者さんに「歯科」や「歯」についての会話の中で出てきた話題が、自分の通っている歯科医院（皆さんの歯科医院）でできるということを思い浮かべてもらう

患者さんと友人が「歯科」や「歯」についての会話をしても、出てきた話題が皆さんの歯科医院でできるかどうか、提供しているかどうかを患者さんが知らなければ、皆さんの歯科医院の名前が登場することはありません。

「矯正治療をやっているのか」　「見えない矯正治療をやっているのか」
「歯を白くできるのか」　「ＰＭＴＣをやっているのか」
「口臭治療をやっているのか」　「インプラント治療をやっているのか」
「歯の無料相談をやっているのか」

いかがですか？　患者さんは、皆さんの歯科医院についてどれだけ知っているでしょうか？　患者さんが友人との会話の中で、「それって歯科医院に行けばできるのかな？」と

友人から質問されたとき、「わからないなあ。通っている歯科医院にちょっと聞いてみようか？」と現在通院中で、今度歯科医院に行ったときに聞ける人はいても、わざわざ電話などで聞いてくれる人はほとんどいないでしょう。

ですから、その時に、患者さんがそのことを皆さんの歯科医院でできることを知らないと、皆さんの歯科医院の名前は思い浮かばず、「できると思うよ！　私が通っている歯科医院ではできるから、よかったら紹介しようか？」と、紹介してくれるチャンスを逃してしまうことになります。

皆さんは患者さんに、どれだけ歯科医院についてお伝えしていますか？　「歯科」や「歯」についての話題が出たとき、皆さんの歯科医院の名前を思い浮かべてもらうには、皆さんの「歯科医院でできること」をできるだけ多く知っておいていただくことが大切です。

そのためには、患者さんに「歯科医院でできること」「歯の予防について」などの情報を継続的に提供して、歯科医院について知ってもらう、覚えておいてもらうための取り組みを行う必要があります。

当社の会員歯科医院様でも、自分の歯科医院のことを患者さんに知っていただくために、①会話、②カウンセリング（先生＆スタッフ）、③医院新聞（メールマガジン）、④手渡しチラシ、⑤医院小冊子、⑥院内掲示物、⑦ホームページ＆ブログ、⑧医院コミュニティ（セミナー・会報誌）……というような機会で、「歯科医院でできること」など、歯科医院について伝えていますか？　日頃の会話だけで伝えていますか？　についてのことを患者さんに伝えています。

皆さんは、この中のいくつを患者さんに伝えていますか？　日頃の会話だけで伝えていますか？　院内掲示物もつくって伝えていますか？

この本は、2ページが約1200字の構成になっています。声に出して読んでいただくと、2分～2分半で読めると思います。つまり、患者さんに会話だけで「歯科医院でできること」を伝えようとすると、2分間でこの本の約2ページ分の情報しか伝えることができません。1分間では1ページ分の情報しか伝えることができません。

それだけでは、皆さんの歯科医院のことを、患者さんに十分に伝えられないのではないでしょうか。患者さんとのコミュニケーション時間が限られている歯科医院では、診療時間の中で、すべての患者さんとコミュニケーションのための十分な時間をとることは難しいと思います。会話やカウンセリングなどの、直接コミュニケーション以外の方法を使って、「**患者さんとの新しい時間**」をつくることがとても大事なのです。

その「患者さんとの新しい時間」を使えば、患者さんに「歯科医院でできること」について十分に伝えることができるようになります。そうすることではじめて、患者さんに「歯科」や「歯」についての会話の中で出てきた話題が、皆さんの歯科医院でできることを思い浮かべてもらえるようになり、より多くの患者さんから皆さんの歯科医院を紹介していただけるようになります。

(3) 「ありがとうの表現」で紹介しやすいタイミングをつくる

「皆さんは、大切なご友人を紹介してくれた患者さんに、〝**ありがとう!**〟という感謝の気持ちを伝えていますか?」――紹介してくれた患者さんが来院したとき、その患者さんに、「ありがとう!」という感謝の気持ちを手紙や電話で1回くらい伝えている先生はおられるようです。

ただ、第1章でお伝えした「患者さんに治療や対応など歯科医院に満足・感動していただくだけでなく、患者さんを紹介していただき、その患者さんにも治療や対応など歯科医院に満足・感動していただく。さらに新たな患者さんを紹介していただく」という目標を設定して、そのような患者さんを増やしていくには、紹介してくれた患者さんに「ありがとう!」という感謝の気持ちを、その時に1回だけ伝えるのではなく、

①紹介していただいた患者さんが来院された時
②紹介していただいた患者さんの治療等が終了した時
③紹介していただいた患者さんが、また新しい患者さんを紹介してくれた時

の3回伝えることです。

このように、患者さんに対して「ありがとう!」という感謝の気持ちを3回伝えている

先生はほとんどいません。

実は、この「ありがとう！」という感謝の気持ちを伝えている**3回のタイミング**は、患者さんが患者さんを紹介してくれやすいタイミングなのです。しかし、このことをご存知でない先生が多く、活かしている先生はほとんどいないようです。

患者さんに対して「ありがとう！」と感謝の気持ちを3回伝えることは、前述の「間違いないはずだ」という想いでする「試しの紹介」ではなくて、「確信レベル」の「本当の紹介」をする患者さんを増やしていくためにも、重要な意味があります。

それでは、当社の会員歯科医院様が行っている方法を例に、それぞれのタイミングで患者さんに対して「ありがとう！」と感謝の気持ちをどう伝えるかをお話ししていくことにしましょう。

①紹介していただいた患者さんが来院された時

このタイミングでは、「大切な人を紹介していただいた感謝の気持ち」と「紹介してくれた期待と、紹介された患者さんの期待にも応えるという約束」を、お礼状（ハガキ）を出して伝えます。

「こんなことまでしてくれるんだ」「来院中にいっていたことは本当だったんだ」と感じる患者さんが多く、1人目の紹介から日をおかずにまた新たな患者さんを紹介してくれる方も現れます。

②紹介していただいた患者さんの治療等が終了した時

このタイミングでは、「紹介していただいた患者さんに満足してもらうことができた感謝の気持ち」と「改めて大切な人を紹介してくれた感謝の気持ち」を、お礼状（ハガキ）を出して伝えます。

「やっぱりこの歯科医院は友人の役に立つんだ。友人は喜んでいるんだ」と、「自分が皆さんの歯科医院に行ったことが間違いなかった！」「自分が皆さんの歯科医院を紹介したことが間違いなかった！」と、「**一度目の安心**」を患者さんに感じてもらいます。自分以外の人に満足してもらう体験をしたことで、安心して2人目の紹介をしてくれる患者さんが現れます。

③紹介された患者さんが、さらに新しい患者さんを紹介してくれた時

この3回目のタイミングで感謝の気持ちを伝えることが、「**本当の紹介**」をしてくれる患者さんを増やすためにも、とても重要なことです。

このタイミングでは「紹介してくれた患者さんにも、大切な人を紹介してくれた感謝の気持ち」と「大切な人を紹介してくれるほど満足していただくことができた感謝の気持ち」を、お礼状（ハガキ）を出して伝えます。

患者さんは、歯科医院を紹介した友人が、自分と同じように、「歯科医院に満足する」「その歯科医院を他の友人にも紹介する」という2つのことをしたことで、

「やっぱりこの歯科医院を紹介してもいいんだ」
「やっぱりこの歯科医院は友人の役に立つんだ。友人は喜んでいるんだ」
と、「自分がこの歯科医院を紹介したことは間違いなかった」と「**二度目の安心**」を感じます。

この **〝安心体験〟** をすることで、「**試しの紹介**」ではなく、「**確信レベル**」で「**本当の紹介**」をする患者さんになってくれるのです。

「本当の紹介」をしてくれる患者さんになってもらうために必要なのは、紹介した友人が自分と同じ、「歯科医院に満足する」「その歯科医院を他の友人にも紹介する」という2つをしたことを知ってもらうことです。紹介した患者さんがこの2つのことをしてくれても、歯科医院が患者さんに伝えないと、患者さん同士でわざわざ話題にしない限り、それを知ることはできません。

また、1回だけ感謝の気持ちを伝えるのでは、「紹介してくれた感謝の気持ち」と「紹介してくれた期待と、紹介された患者さんの期待にも応える約束」を伝えられても、「その後の結果」を患者さんに伝えることはできません。

ですから、3回のタイミングで「感謝の気持ち」を伝えることで、紹介した友人が自分と同じ2つのことをしたこと――このことを患者さんに知ってもらうことが重要になってきます。この取り組みを確実に行うためにも「紹介地図」は役立ちます。

(4)「2つのアプローチ」で紹介してくれる患者さんのタイプを増やす

患者さんには2つのタイプがあります。歯科医院には、むし歯になったら来院し、最低限必要な治療だけを望む**「悪い状態から脱出できればいいというタイプの患者さん」**と、ケア・ホワイトニング・歯列矯正などを受けるために歯科医院に来院し、むし歯の治療にもよりよい治療を受けるために自費診療を望む**「自己投資タイプの患者さん」**の2つのタイプです。

「自分が体験してよかったと感じたこと、共感できたことしか人に紹介しない」というのが、紹介や口コミの原則であることは周知の事実だと思います。ですから、患者さんからの紹介や口コミを増やすためには、患者さんを紹介していただける「患者さんのタイプ」を増やすことも必要になってきます。

患者さんからの紹介で「自己投資タイプの患者さん」を増やしていこうと思っても、紹介や口コミの原則のとおり、「悪い状態から脱出できればいいというタイプの患者さん」からは、「自己投資タイプの患者さん」は紹介してもらえません。ですから、まず来院されている患者さんの中に、「自己投資タイプの患者さん」を増やしていき、次にその患者さんからの紹介や口コミで「自己投資タイプの患者さん」を増やしていくという順番になります。

ここでは「自己投資タイプの患者さん」を増やすために重要な、カウンセリングや治療方法の説明で、成果を上げるためのコミュニケーションについてお伝えします。

現在の口腔内の状態、最適な治療方法、自費診療や予防についての説明など、患者さんに何かを伝えるために行うコミュニケーションには、伝える内容によって **〝プル型のアプローチ〟〝プッシュ型のアプローチ〟** の2つのアプローチに分かれます。

患者さんとのコミュニケーションの1つであるカウンセリングを、患者さん、歯科医院双方が良い結果を得られるものにするには、この2つのアプローチの違いを知った上で、必要な手を打つことが大切です。

〝プル型のアプローチ〟とは、患者さんのほうから求めてきたことに対して、何かをすすめたり提案するアプローチです。問診票・予診票に記入された来院動機である主訴に対して、最適な治療方法をすすめたり、保険による治療を求めている患者さんに、保険範囲内の治療方法を提案する場合がこれにあたります。

歯についての悩みや課題を抱えている人が、その解決策を専門家に求めてくるようなケースですので、それがキッカケで来院される人が多い歯科医院では〝プル型のアプローチ〟が多くなります。

〝プッシュ型のアプローチ〟とは、患者さんが求めていないことや、患者さんが求めているかどうかがわからないけれども、歯科医療のプロとして、患者さんに役に立つ、患者さんのために必要だと考えられることをすすめたり、提案したりするアプローチのことをいいます。

保険による治療を求めて来院した患者さんに対して〝自費診療〟をすすめたり、むしろ歯がひどい状態になって来院した患者さんに、〝予防〟の必要性を伝え提案する場合がこれにあたります。

このような、患者さんが求めていないことや、求めているかどうかがわからないけれども、歯科医療のプロとして、患者さんの口腔内の良い状態を維持するために必要だと考えられることを伝えるために、カウンセリングの機会を設けている歯科医院が多いと思います。しかし実は、プル型とプッシュ型の2つのアプローチでは、患者さんに対して行うこと、ポイントになることが違います。

〝プル型アプローチ〟は、患者さんが求めていることがわかっているので、それに対する最適な解決方法（治療方法）を提案できるように、日々解決方法（治療方法）のレベルアップ、解決方法の種類を増やすようにしておき、その患者さんの要求に対して、最適な方法をわかりやすく提案すればいいことになります。

〝プッシュ型アプローチ〟では、患者さんが求めていないことや、患者さんが求めているかどうかがわからないけれども、歯科医療のプロとして、患者さんの役に立つ、患者さんのために必要だと考えられることを、患者さんにしっかりと伝えて、理解していただくことが必要になってきます。

そして、伝える内容（自費診療や予防）の必要性が患者さんにしっかりと伝わり行動してもらうためには、伝える内容が大切なことはもちろん、患者さんが先生を信頼していること、力を認めていることが重要な要素になってきます。

〝プッシュ型アプローチ〟を行うにあたっては、〝プル型アプローチ〟にももちろん必要なことですが、カウンセリングを行う前に「先生におまかせいたします」「先生がおっしゃるのであれば……」と患者さんにいわれるような信頼関係が、患者さんとの間に築かれていることが重要なのです。信頼関係がしっかりと築かれていないと、〝プッシュ型アプローチ〟の提案は受け入れてもらえません。

患者さんと歯科医院の双方にとって、良い結果を得られるカウンセリングの仕組みをすでにつくりあげている先生方は、〝プッシュ型のアプローチ〟に必要となる患者さんとの信頼関係を短期間で築きあげるために、前述の〝会話カルテコミュニケーション〟（60ページ）を実践されています。

〝プッシュ型のアプローチ〟のカウンセリングは、単体で考えるのではなく、患者さんとの十分なコミュニケーションによる〝患者さんとの信頼関係づくり〟をしっかりと行い、カウンセリングのための土台づくりをしておくことが大切です。

5 3つのブレーキをはずす：その③「面倒くさいのブレーキ」をはずす

(1)「紹介の言葉・ツールづくり」で行動のハードルを下げる

①言葉、②ツール、③場を用意し、患者さんが歯科医院を簡単に紹介できるようにすることは、**もっとも多い60%の患者さんに紹介していただくために大事なこと**です。

①言葉づくり

患者さんは、歯科医院を友人などに紹介するときに、「○○歯科医院はいいから行ってみれば！」という紹介の仕方ではなく、「○○歯科医院の○○先生は〝治療が上手で、説明もよくしてくれるから〟行ってみれば！」というように、「○○だから」という「紹介する理由」を必ず入れて紹介しています。患者さんは、自分が一番良いと思ったことでしかすすめませんから、「**紹介する理由＝患者さんが一番良いと思っていること**」です。

ただ「良いとは思っているけど具体的には……」というように、患者さんが具体的に答えられない程度しか、歯科医院の良いところが伝わっていないということは、はっきりとした特長（売り）がないか、感じられないからです。

そのような特長がない歯科医院を、患者さんが紹介するのは難しいと思いませんか？

そのような特長がない歯科医院を紹介するために「紹介する理由」を頑張って見つけて、「紹介する言葉」をつくって紹介してくれる患者さんはいるでしょうか？

ですから、歯科医院に「患者さんが良いと感じていただけるはっきりとした特長（売り）」をつくり、患者さんにしっかりと伝えて、「紹介する理由」をつくってあげることで、患者さんから「紹介の言葉」が簡単に出てくるようにすることが大切です。そのためには、**「紹介する理由＝患者さんが一番良いと思っていること」＝「歯科医院の特長（売り）」**にしてあげることです。

具体的には、患者さんの「紹介の言葉」の中に「紹介する理由」が入っているので、紹介で来院された患者さんに、「当医院をどのような言葉で紹介されましたか？」と聞くことです。その聞くルールをつくって、「紹介の言葉」を集め、その言葉に含まれる「患者さんが一番良いと思っている」ところの中で、多いものを歯科医院の特長（売り）にして、患者さんにしっかり表現する（提供する、伝える）ことで、患者さんから「紹介の言葉」が簡単に出てくるようにしてあげます。

②ツールづくり

患者さんに「言葉」だけで歯科医院を紹介してもらうのではなく、「紹介につかえるツール」(ホームページ・ブログ・医院紹介カード・医院パンフレット・医院小冊子など)をつくることで、患者さんは簡単に歯科医院を紹介できるようになります。

「医院紹介カード」なら／歯科医院の所在地・連絡先・診療時間などの情報がすべて記載されていますので、「このカードを持っていけばしっかり対応してくれるから……」と、簡単な言葉を添えて「渡すだけ」で紹介できるようになります。

「ホームページ」(ブログ)なら／「私が通っている歯科医院はホームページがあるから、それを見てよかったら行ってみれば! ホームページのアドレスをメールで送るね!」というように、簡単に紹介できるようになります。

ホームページを見てもらうことで、良いか良くないかの判断を、友人が自分で確認してから行ってもらえるので、「選択の責任」を友人にゆだねるようになります。すると、患者さんの紹介リスクも減り、心理的ハードルが下がるので、簡単に紹介できるようになります。また、メールでホームページアドレスを送るだけで簡単に紹介できるようにもなります。ホームページがない歯科医院は、この紹介チャンスを逃さないためにも、早急にホームページを開設することをおすすめします。

③場づくり

「個より多」「そのものより前」の〝場〟のほうが、患者さんは簡単に紹介することができます。「歯科医院」「歯科医師」と1対1になるというイメージがある「個の〝場〟」

よりも、「歯科医院が開催するセミナー・イベント」という「多くの人が集まる〝場〟」のほうが、参加する心理的ハードルが低く、患者さんも簡単に紹介できます。

また、「歯科医院」そのものよりも、「歯科医院が開催するセミナー・イベント」「歯科医院新聞」「ホームページ（ブログ）」など、歯科医院の一歩前の〝場〟、つまり、それに参加したり、読んで判断してから歯科医院に行けることになる〝場〟のほうが、「今度、歯科医院でクリスマスイベントがあるんだけど、○○チャンと一緒に行かない？」「通っている歯科医院でくれる新聞に料理のレシピが載っているんだけど、簡単につくれてけっこう美味しいよ！　今度読んでみる？」と、簡単に紹介できるようになります。

※「歯科についての会話づくり・情報発信」「紹介の場づくり」のために医院新聞を発行していただく上で、当社パートナーの歯科医院サポート会計事務所、生命保険営業の皆さんは、顧問先やお客様の歯科医院に、医院新聞『歯っぴい通信』の原稿を毎月提供しています。医院新聞発行の参考になると思いますので、『歯っぴい通信』のサンプルを無料プレゼントさせていただきます。奥付に申込方法をご紹介してありますので、ご希望の方はそちらからお申し込みください。

また、「先生やスタッフの趣味」など、歯科以外に関するブログをつくったり、クリスマスイベント、母の日イベントなど、「歯」と関係ないイベントを開催することで、「受身型紹介&口コミ」のタイミングではなく「積極型紹介&口コミ」のタイミングで、同じ趣味を持つ患者さんから友人にブログを紹介していただいたり、友人などをイベントに誘ってくれたりしますので、それらの人と歯科医院の接点をつくることができます。

第3章

患者さんだけではなく、共〝感者さん〟が来院される歯科医院づくりを！

1 共〝感者さん〟が集まる歯科医院になるということ

「いろいろ考えなくても良好なコミュニケーションがはかれる患者さん」
「〝いつもありがとうございます〟と、スタッフにお礼をいってくれる患者さん」
「時間やお金を投資しても、良い治療を求める患者さん」
「治療以外にも、検診やケアのために定期的に来院される患者さん」
「先生やスタッフの説明をしっかりと聞いてくれる患者さん」
「スタッフが指導したことをしっかり行ってくれる患者さん」
「いつも時間どおりキャンセルなしに来院され、治療に協力してくれる患者さん」
「アポイントの調整を快く受けてくれる患者さん」
「周りの人を歯科医院に紹介してくれる患者さん」

皆さんの歯科医院に、このような患者さんが毎日30人来院されるのと、そうでないまったく正反対の患者さんが毎日30人来院されるのとではどちらがいいですか？

「どちらが治療に専念しやすいですか？」「どちらがストレスなく仕事できますか？」「どちらが頑張って仕事できますか？」「どちらが患者さんに満足していただけますか？」

「どちらがスタッフにとって働きやすいと思いますか？」「どちらが歯科医院の経営にとっていいですか？」……この2つの違いが、共〝感者さん〟に多く来院していただいている歯科医院と、そうでない歯科医院の違いなんです。

私は、歯科医師会や歯学部同窓会などで講演をさせていただく機会が多くありますが、参加者の歯科医師の方から、必ずといっていいほどいただく質問が3つあります。

1つめは「患者さんを増やすには……、自費診療を選ぶ患者さんを増やすには……、患者さんにたくさん来院していただく歯科医院にするには……、どうしたらいいですか？」というような、**患者さんや売上げを増やす**ことについての質問です。

2つめは「患者さんの満足度を高めて、その患者さんたちからの紹介の患者さんを増やすためには……、自費診療を選択する患者さんを増やすためには……、どうしたらいいですか？」というような、**患者さんの満足度を高める**ことについての質問です。

そして、3つめは「スタッフのやる気を高めて、頑張るスタッフに育てる、優秀なスタッフに育てる、スタッフの定着率を上げるには……、どうしたらいいですか？」というような、**スタッフ育成**についての質問です。

私は、こうしたご質問いただいた先生に、必ず次のようにお尋ねすることにしています。

「○○先生は〝どんな患者さん〟を増やしたいと思っていらっしゃるんですか？」

「○○先生は〝どんな患者さん〟だったら、必ず満足していただけるという自信がありますか?」――この質問に答えていただける先生は、残念ながらほとんどおられません。
前記の3つの質問をされる先生には共通点があります。その共通点とは「**〝どんな患者さん〟にたくさん来院してほしいのか**」「**〝どんな患者さん〟だったら、必ず満足していただける自信があるのか**」を決めていないことです。

この状態は「自分に役立つ情報ないかなあ?」と思った人が、パソコンの前に座り、検索サイトを開いて、検索窓に何も入力しないで検索しているのと同じで、「自分に役立つ情報ないかなあ?」と頭の中で願っていても、〝何〟について役立つ情報を探すのかを決めて、その〝何〟というキーワードを、検索窓に入力して検索しない限り、役立つ情報が見つからないのと同じ状態です。

「〝○○さん〟のような患者さんがたくさん来院いただけたら、定期的に来院する人が増えるだろうな」「〝○○さん〟のような患者さんがたくさん来院いただけたら、満足していただいて、紹介の患者さんが増えるだろうな」「〝○○さん〟だと、うちの□□さん(スタッフ)は自然と頑張って仕事するな」などと、一度は思ったことありませんか?

この〝○○さん〟のような患者さんこそ、自分の歯科医院に来院してほしい患者さん、満足していただける自信がある患者さんであり、その患者さん像(=〝こんな患者さん〟)を具体的に決めることが、とても大切なことです。

「**自分の歯科医院に来院してほしい**」「**自分の歯科医院は〝こんな患者さん〟には必ず**

満足していただける」のかを決めない限り、これまで以上に患者さんを増やすことも、患者さんの満足度を高める方法も永遠に見つかりません。特定の〝こんな患者さん〟を決めることではじめて、「その患者さんがどこにいるのか？」を考え、具体的に見えてきます。そして、そのような人がいたとして、「どうしたら〝その患者さん〟が自分の医院に来院していただけるのか？」を、具体的に考えるようになります。

「〝その患者さん〟が来院していただいたときに、どんなことをすれば、どんな歯科医院だったら、〝そのような患者さん〟の期待に応えられ、満足していただけるのか？」を考えるようになり、具体策が見えてきます。そして、初めて〝こんな患者さん〟に来院いただくための取り組みを実行できるようになります。

このような、先生やスタッフがストレスなく頑張って働けるような患者さんや、はじめから満足していただきやすい、信頼していただきやすい患者さんに多く来院していただくことは、歯科医院を成長・発展・継続させていくためにはとても重要なことです。

その「自分の歯科医院に来院してほしい患者さん」と「自分の歯科医院で必ず満足していただける患者さん」に〝共感〟していただくための取り組みが、共〝感者さん〟が集まる歯科医院づくりです。そうした医院づくりをすることで、前述のような患者さんにたくさん来院していただくことができるようになります。そして、これまでお話ししてきた、患者さんに歯科医院を紹介・口コミしていただくための条件もそろうことになります。

2 共〝感者さん〟が来院される歯科医院づくりで、80％の患者さんから紹介・口コミされるための条件がそろう！

〝共感する〟というのは、お互いを見て良いと感じている状態ではなく、同じ方向を見て、その見ている方向にあることを共に良いと感じている状態です。

たとえば、映画館で隣に座って、スクリーンに向かって大好きな映画を見ているようなものです。

「〝大好きな映画〟という〝共感ゾーン〟があると会話しやすくありませんか？」

「〝大好きな映画〟という〝共感ゾーン〟がある人は、友人に紹介しやすくありませんか？」

「その〝大好きな映画〟をお互いの友人たちに話したくなりませんか？」

「その〝大好きな映画〟と同じような映画が上映されたら、また一緒に見に行きたくなりませんか？」

「その〝大好きな映画〟のことを好きな人たちとは、コミュニケーションしやすくありませんか？」

「その〝大好きな映画〟のことを好きな人たちが集まっている場所の雰囲気や居心地は

よくありませんか？」

大好きなミュージシャンのライブでも、大好きなプロ野球チームの試合でもいいです。「そこにいる人たちと良い関係が築きやすくありませんか？」――これが〝共感ゾーン〟のある共感者、〝価値観が同じ〟共感者が集まるということです。

これを歯科医院で考えてみれば、共〝感者さん〟に集まっていただく歯科医院になるメリットが感じられるのではないでしょうか。

第4章で詳しくお話ししますが、歯科医院の〝想い〟に共感していただける共〝感者さん〟に集まっていただいている歯科医院であれば、さまざまなメリットが得られるようになります。もちろん、「紹介や口コミで患者さんを増やす」ことも、大きなメリットのひとつです。

ちなみに、私が書籍やセミナーでお伝えしたことを実践していただける方は、本を読んでいただいた人、セミナーに参加していただいた人すべてではなく、限られた方だと思います。私が書籍やセミナーで伝えたことを通して、澤泉という人間に〝共感〟していただき、その人だけがお伝えしたことに〝共感〟していただけるので、実践する人も限られてくるのです。

つまり、**〝伝える人〟**に共感できたとき、その人が**〝伝えた内容〟にも共感**でき、しっかりと伝わるということです。逆に〝伝える人〟に共感できないときは、その人が〝伝えた内容〟にも共感できないから、しっかりと伝わらないということです。

同じ内容の情報でも、伝える人に〝共感〟できるかできないかで、伝えられる人の受け入れ態勢が変わってしまうのです。そして、その共感できない人、共感できない人が伝える内容を、大切な人に紹介や口コミする人もいません。

歯科医院でも同じです。どんな良い技術、大切なことでも、それを提供する、伝える先生やスタッフ、つまり歯科医院に患者さんが共感できなければ、提供される・伝えられることにも共感できない、伝わらないということです。先生やスタッフが、患者さんのために120％頑張って技術を提供しても、対応しても、共感されなければ、その努力が伝わりにくいのです。

こうした状態では、患者さんが歯科医院を**紹介する行動のアクセル**となる「満足・感動」を体験してもらうことも、**紹介する行動のブレーキ**をはずすための「信頼関係」を築きあげることも難しくなってしまいます。つまり、共感できない歯科医院、共感できない歯科医院が伝える内容を、大切な人に紹介したり口コミをする患者さんはいない、ということです。

ですから、患者さんから紹介・口コミされるための条件をそろえられる、歯科医院の〝想い〟に共感していただける患者さん、つまり共〝感者さん〟に集まっていただくことが、「紹介や口コミで患者さんを増やす」取り組みを行っていくためにはとても重要なことになります。

〝共感ゾーンがある〟〝価値観が似ている〟患者さんには、どんな技術や対応を提供すれば満足・感動していただけるのかは、歯科医院にもわかりやすいので、満足・感動していただける技術や対応を提供しやすくなります。そして、その提供する技術や対応も患者さんにしっかりと伝わり、「満足・感動」体験を積み重ねて喜んでいただきやすいので、紹介する行動のアクセルをつくることができます。

〝共感ゾーンがある〟〝価値観が似ている〟歯科医院は、患者さんも好きになっていただき、信頼していただきやすいので、「不安・恐れ」のブレーキをはずすことができ、周りの人に安心して紹介していただけるようになります。

そして、〝共感ゾーンがある〟〝価値観が似ている〟歯科医院のことは、患者さんと周りの人との会話の中にも登場しやすくなり、そして〝共感ゾーン〟という「紹介する理由」もあるので、いろいろな機会に簡単に紹介していただけるようになります。

「自分の歯科医院に来院してほしい患者さん」「自分の歯科医院で必ず満足していただける患者さん」に来院していただくための、共〝感者さん〟が集まる歯科医院づくりは、その共〝感者さん〟から紹介や口コミで増やしていくための条件をそろえることになる大切な取り組みです。

3 紹介・口コミ拡大だけではない！共〝感者さん〟が来院される歯科医院づくりの効果！

皆さんも取り組みをはじめて1年、1年半も経過すると必ず感じていただけると思いますが、はじめは「患者さんからの紹介や口コミを増やす」ことを目的に、共〝感者さん〟が集まる歯科医院づくりをはじめられた会員歯科医院様には、紹介や口コミが増えたこと以外にも、さまざまなメリットがもたらされています。

①満足度がアップする

はじめから「自分の歯科医院で必ず満足していただける患者さん」に来院いただくための取り組みを行っていくので、それによって来院していただいた患者さんには、どんな治療やサービスを提供し、どんな対応をしていけば満足していただけるかがあらかじめわかり、それらを提供していくことで満足していただきやすくなります。

逆に〝共感ゾーン〟の少ないさまざまなタイプの患者さんに来院していただくと、それぞれのタイプの患者さんに満足していただくための治療やサービスを提供し、対応をしていかなければならず、多くの患者さんには満足していただきにくくなってしまいます。

第4章でもご紹介しますが、さらに共感できるところを増やしていく、そのレベルを高めていくという取り組みを行っていくことで、〝想い〟に共感して来院していただいた患者さんの満足度を高めていくことができます。

たとえば「十分なコミュニケーション（説明や相談）」を求めている患者さんに来院していただいた医院では、「チェアサイドでの十分な説明」→「チェアサイドでパソコンの画像などビジュアルを使った説明」→「カウンセリングルームを設けての説明」というような取り組みです。

②自費診療・ケアのための来院が増える

営業の世界では、よく「商品やサービスを売る前に自分を売れ」といわれ続けています。このことは営業という仕事以外でも、**「伝えたいことを伝えたい人にしっかりと伝えて理解していただく」**ためには大切なことです。とくに、形のないサービスや当たり前になっていない考えや取り組みを伝えるためには大切なことです。

それは「○○さんがいうのなら信用できる。価値があることだな」と、伝える人によって「伝えられる内容が信用できるものか、価値があるものか」が判断されるからです。

このことが、もっとも活かされているのが「高級ブランド」です。「○○のものであれば安心だ。良い品質だから高くてもいいな」と、その「商品やサービス」そのものの価値というより、その「ブランド」から品質や価値を判断していませんか。ブランドの価値を高めていく（売っていく）ことで、そのブランドが提供する（伝える）商品やサービスの価値を伝えている方法は「商品やサービスを売る前に自分を売れ」の好例です。

歯科医院でも「自費診療の良さや必要性」「予防の取り組みの必要性」などの「まだ体験していないこと」「（自分の中で）当たり前でないこと」をしっかりと伝えて理解してもらう「プッシュ型のアプローチ」タイプの場合には、「商品やサービスを売る前に自分を売れ」ということが重要です。そして、伝える人と伝えられる人との信頼関係を土台としてつくり、先生やスタッフの言葉を伝わりやすくすることが必要です。

その信頼関係が築きやすい共〝感者さん〟が増えてくることで「自費診療の良さや必要性」「予防の取り組みの必要性」がしっかりと伝わるようになるのです。

③スタッフや先生のストレスが減り、頑張って働けるようになる

この取り組みを行っていくと、スタッフや先生から「最近いい患者さんが増えてきたんですよ！」という声が聞かれるようになります。

もともと「先生やスタッフが来院してほしいと思う患者さん」に来院していただくための取り組みをしているので当たり前ですが、共〝感者さん〟が増えてくると、スタッフは「自分の説明をしっかりと聞いてくれて、指導したことをちゃんと行ってくれる患者さん」「ありがとうと声をかけてくれる患者さん」など、「自分のことを認めてくれる患者さん」に対して、自然に「役に立ちたい！」「頑張ろう！」と対応できるので、仕事に対して前向きな姿勢で取り組めるようになります。

これは先生も同じではないでしょうか。そのような患者さんが増えてくることで、スタッフや先生の働くストレスを減らすことができます。スタッフが働きやすい環境をつくることができ、優秀なスタッフの定着率を高めることにもなります。

④スタッフの採用がしやすくなる

スタッフが働きやすい環境をつくること――そして、スタッフにも先生の〝想い〟に共感してくれる共〝感者さん〟になってもらう取り組みを行っていくことで、スタッフが協力してくれるようになり、スタッフの採用がしやすくなります。

皆さんの歯科医院のスタッフは、日頃から自分が働いている歯科医院のことを、歯科衛生士仲間や友人たちに〝良いウワサ話〟として話してくれていますか？

会員歯科医院様では、スタッフの皆さんが〝歯科医院のウワサ〟を友人たちに日頃からしているので、新しくスタッフを募集する必要性が出たときには、はじめに求人誌などで求人をするのではなく、スタッフに協力してもらい、スタッフからの紹介で面接します。そのため、ミスマッチの少ない採用ができるようになっています。

共〝感者さん〟が集まる歯科医院づくりへの取り組みは、紹介や口コミが増える以外にも、このように「満足度アップ」「スタッフの採用・育成」「患者さんの意識の向上」など、歯科医院を成長・発展させていくために欠かせない多くのメリットが得られます。

4 共感できる歯科医院は長く支持される

「**会社が自分と同じ価値観を持っていると思えば、人はその会社を長く支持する**」

スターバックスコーヒーを、世界企業に育て上げたハワード・シュルツ氏のこの言葉に「**患者さんだけでなく、共〝感者〟さんが来院される歯科医院**」をつくる意味がすべて表現されていると思っています。

社会や地域に貢献したいという純粋な気持ちで、ボランティア活動をされている歯科医院があります。こうした活動は、結果として地域の皆さんや患者さんたちに、歯科医院・先生・スタッフの〝想い〟や〝姿勢〟を印象づけることになり、歯科医院・先生・スタッフに対して、何らかの関心や興味がわくのではないでしょうか。

社会や地域貢献活動に関心のある地域の皆さんや患者さんがいたとしたら、関心や興味から一歩すすみ、シュルツ氏の言葉でいう〝**同じ価値観**〟――歯科医院・先生・スタッフと、患者さんや地域の皆さんとの間に〝**社会や地域に対する想い**〟の〝**共感ゾーン**〟ができるものと思います。

先生やスタッフの治療技術や対応などに共感するだけではなく、それらに〝プラスα〟

されて、〝社会や地域に対する想い〟の〝共感ゾーン〟ができたなら、歯科医院は地域の皆さんや患者さんからより支持され、選ばれる歯科医院となり、医院・先生・スタッフと〝同じ価値観〟を持った患者さんが、より多く来院される歯科医院になります。

そこで、医院・先生・スタッフと、患者さんや地域の皆さんとの間に〝社会や地域に対する想い〟の〝共感ゾーン〟ができたことで、地域の皆さんから支持を集め、多くの患者さんが集まってきている例をご紹介していくことにします。

★ユニセフを通じて世界の子どもたちを支援している歯科医院

この歯科医院には、地域の子どもとそのお母さんたちを中心に、毎月５００人以上の患者さんたちが来院されています。この医院の先生は、毎日多くの子どもたちに接したのがキッカケで、日本ユニセフ協会を通じて、世界の子どもたちを支援するために、寄付や募金活動を行うようになりました。

待合室に募金箱を設けて、患者さんたちに募金をお願いし、「皆様にご購入いただいた歯ブラシや歯磨粉の売上げによって得られる利益の一部を、ユニセフに寄付させていただいております」と患者さんたちに伝えています。

子どもたちを支援している、その先生の〝想い〟が、同じように小さな子どもがいるお母さんたちにしっかりと伝わり、〝共感ゾーン〟ができた結果、歯科医院には多くの患者さんが来院されているのではないかと思われます。

★地域活動でお母さんたちから絶大な支持を得ている産婦人科クリニック

地域の女性たちから支持を集めて、とても多くの患者さんが来院されている産婦人科クリニックの活動をご紹介いたします。

この産婦人科では、毎年1回クリニックの駐車場で、院長はじめ、先生・看護師・スタッフたちが中心になって、地域の皆さん、クリニックで出産されたお母さんたちや産まれた子どもたちが一緒に参加してバザーを行い、その売上げを地域の福祉施設に寄付しています。この院長先生が素晴らしいなと感じたのは「このクリニックで産まれた子どもたちが、幼稚園児や小学生の頃から、人の役に立つことを学んでもらいたい！」という〝想い〟で、子どもたちもお母さんと一緒にバザーに参加してもらっていることです。

自分の子どもを産むのなら、こんな〝想い〟を持っている院長先生、優しく接してくれる先生・看護師・スタッフのいるクリニックで出産したいというお母さんたちの支持を集めて、院長先生の〝想い〟に〝共感ゾーン〟ができた多くの患者さんが来院しています。

いかがですか。もちろん社会や地域への貢献活動だけではなく、歯科医院・先生・スタッフの患者さんへの〝想い〟を患者さんに表現することで、同じようにその〝想い〟に共感していただける、**〝共感ゾーン〟**ができた患者さんの来院が増加するでしょう。

同じことは、患者さんだけではなくスタッフについてもいえます。

いつも優秀なスタッフに恵まれている先生がおられます。なぜ、いつも優秀なスタッフ

会社が自分と同じ価値観を持っていると思えば、
人はその会社を長く支持する　　　　　　　――ハワード・シュルツ

に恵まれているのかというと、その先生は歯科医業や歯科医院経営に対する〝想い〟をしっかり持っていて、スタッフ採用の際も、そして採用後も、その〝想い〟をもとにスタッフに接しているからです。

冒頭にご紹介したシュルツ氏の言葉――「会社が自分と同じ価値観を持っていると思えば、人はその会社を長く支持する」を、歯科医院と患者さんに言い換えるならば、「**治療を受ける歯科医院が患者さん自身と同じ価値観を持ち、〝共感ゾーン〟があると思えば、患者さんはその歯科医院を長い間支持し、通い続けてくれるでしょう**」となり、それを歯科医院とスタッフに言い換えるなら、「**働く歯科医院がスタッフ自身と同じ価値観を持ち、〝共感ゾーン〟があると思えば、スタッフはその歯科医院で長い間、働いてくれるでしょう**」ということになります。

歯科医院・先生・スタッフの〝想い〟に共感していただける共〝感者さん〟が来院される歯科医院になることは、結局のところ、地域の皆さんに支持され、多くの皆さんが来院し続けていただき、素晴らしいスタッフに働き続けてもらうことにつながります。地域の皆さんに、永続的に歯科医療を提供し続けることで、地域や社会に貢献していかれる歯科医院にとっては、きわめて重要なテーマなのです。

第4章

共〝感者さん〟が集まる歯科医院をつくるには……

1 大切なことは〝想い〟を〝形〟にして〝表現する〟こと

歯科医院に共感していただける共〝感者さん〟に集まっていただくためには、患者さんに、歯科医院の〝想い〟がしっかり伝わるように表現することが必要です。逆に、どんなに強い〝想い〟があったとしても、患者さんに表現しない限りまったく伝わりません。

〝想い〟を感じていただくためには、その**〝想い〟を〝形〟にして表現すること**が大切です。たとえば、皆さんは、患者さんがその地域に何軒もある歯科医院の中から、自分の歯科医院を選んで来院していただいたとき、その新規の患者さんに**「ありがとう！」**という感謝の気持ちを持たれると思います。

そんな時、「その〝ありがとう！〟という感謝の気持ちを、新規の患者さんにどのように表現しておられますか？」「周りにある他の歯科医院では、新規の患者さんへの〝ありがとう！〟という感謝の気持ちを、どのように表現しているかをご存知ですか？」

この「ありがとう！」という感謝の気持ちも、皆さんがどんなに強く持っていたとしても、〝形〟にして表現しなければ、残念ながら患者さんにはしっかりと伝わっていないと思います。

私は「ありがとう！」という感謝の気持ちの〝**表現レベル**〟と呼んで、歯科医師の皆さんにお伝えしています。その表現レベルと方法をご紹介します。

〔表現レベル①〕「ありがとう！」と思っているが、患者さんには何も表現していない。

〔表現レベル②〕受付で、スタッフが新規の患者さんに「当医院をお選びいただきありがとうございます」と口頭で表現する。

〔表現レベル③〕受付で、スタッフが新規の患者さんに「当医院をお選びいただきありがとうございます」と口頭で表現する。そして、チェアサイドでも先生が、新規の患者さんに「当医院をお選びいただきありがとうございます」と口頭で表現する。

〔表現レベル④〕受付で、スタッフが新規の患者さんに「当医院をお選びいただきありがとうございます」と口頭で表現する。そして、チェアサイドでも先生が、新規の患者さんに「当医院をお選びいただきありがとうございます」と口頭で表現する。会計時に、その新規の患者さんに適した「歯ブラシ」をプレゼントする。

〔表現レベル⑤〕受付で、スタッフが新規の患者さんに「当医院をお選びいただきありがとうございます」と口頭で表現する。そして、チェアサイドでも先生が、新規の患者さんに「当医院をお選びいただきありがとうございます」と口頭で表現する。会計時に、その新規の患者さんに適した「歯ブラシ」をプレゼントする。診療終了後にその新規の患者さんに「手書きでお礼のハガキ」を出す。

いかがですか？　あなたの医院では、どんな「表現レベル」で表現しておられますか？「ありがとう！」という感謝の気持ちを患者さんに表現すると、ひと言でいっても、いくつもの方法、つまり「ありがとう！」という感謝の気持ちを表現するのにも、これだけの「表現レベル」があることに気づかれたのではないでしょうか。そして「表現レベル」によって、先生やスタッフの皆さんの「ありがとう！」という感謝の気持ちの伝わり方はまったく違うと思いませんか？　自分が患者さんの立場だったらいかがですか？

〔表現レベル①〕では、先生やスタッフの皆さんが「ありがとう！」という感謝の気持ちを強く持っていても、しっかり伝わってこないかもしれません。先生やスタッフの皆さんの新規の患者さんへの「ありがとう！」という感謝の気持ちの強さは同じでも、新規の患者さんに〔表現レベル②〕で表現するのと、〔表現レベル⑤〕で表現するのとでは、〔表現レベル⑤〕のほうが、新規の患者さんへの「ありがとう！」という、皆さんの感謝の気持ちがしっかりと伝わると思いませんか。

つまり、地域にある歯科医院がすべて新規の患者さんに対して同じような「ありがとう！」という感謝の気持ちを持っていても、それぞれの歯科医院がその気持ちをどの「表現レベル」で患者さんに表現しているかによって、患者さんへの伝わり方はまったく違っているということです。そして、その違いが、それぞれの歯科医院の先生やスタッフの皆さんの仕事や経営にも、さまざまな結果の違いとして現れているということです。

もし皆さんの歯科医院が「常に患者さんに『ありがとう！』という感謝の気持ちを持ちながら、治療や対応を行っているという〝想い〟」に共感していただける患者さんに集まっていただきたいのであれば、**〔表現レベル①〕**ではまったく伝わらず、集まっていただけないでしょう。

しかし、**〔表現レベル⑤〕**で表現すれば、その行動（形）を通して皆さんの歯科医院の〝想い〟が伝わり、その〝想い〟に共感していただける患者さんに来院していただけるようになります。

〝想い〟という漠然としたものも、具体的な〝形〟や〝行動〟にして表現することで、その〝想い〟を人は感じることができるし、その〝想い〟は人に伝わるということがご理解いただけたのではないでしょうか。

ですから、皆さんの歯科医院に共感していただける共〝感者さん〟に集まっていただくためには、患者さんに歯科医院の〝想い〟を感じていただけるように、その〝想い〟を〝形〟や〝行動〟にして表現することが、とても大切になるのです。

“共感者”が集まる歯科医院をつくるポイント！

『想い』を『形』にして『表現』する

2 〝想い〟のミスマッチをなくし〝Win-Win〟の関係をつくる!

会員歯科医院様には、新規の患者さんが来院されたとき、「ありがとう!」という感謝の気持ちを、前項でご紹介した〔表現レベル①〕でしか表現していなかったのを、〔表現レベル⑤〕で表現するようにしていったことで、

★キャンセルが減った(とくに無断キャンセル)
★予約時間を守ってくれる患者さんが増えた
★自分にもスタッフにもクレームが減った
★スタッフの説明をしっかり聞いてくれるようになった
★紹介の患者さんが増えた(新患の20%→40%)
★自費率が15%→30%に高まった
★リコール率が30%→60%に高まった

というような変化を感じられた先生がおられます。

もし、思っているが何も表現していないという〔表現レベル①〕のままだったら、このような変化は体験できなかったでしょう。感謝の気持ちの表現レベルを上げていくことで

患者さんにしっかり伝わるようになったことが、こうした変化に現れたのでしょう。

〝想い〟の表現レベルによって、**〝想い〟の伝わり方が違う**ということは、共〝感者さん〟に集まっていただくためにとても大切ですが、もっと大切なことは、表現レベル①と②の間にはとても大きな差があるということです。「想っていること」は「形にして」表現してはじめて、その「形」を大切に思っている人に感じていただき、皆さんの「想い」が届くということです。「想い」を「形」にして表現すると、患者さんは〝想い〟が伝わる人と、〝想い〟が伝わらない人の２つに分かれます。

〝想い〟が伝わる人は、皆さんの想いを「形」にした、その「形」を大切に思う人、つまり「価値観」が同じ人です。〝想い〟が伝わらない人は、皆さんの想いを「形」にしたその「形」を大切に思わない人、つまり、「価値観」が違う人です。

たとえば「ありがとう！」とスタッフがいっても、「気持ちよく感じる人」と「当たり前と感じる人」に分かれると思います。また、手書きのお礼状を送っても「心がこもっていると感じてくれる人」と「何も感じない人」に分かれると思います。このように皆さんの〝想い〟を形にして表現すれば、皆さんの歯科医院と「価値観」が同じ人と違う人、つまり、皆さんの歯科医院の共感者と、そうでない人に分かれてくるようになります。

このような歯科医院と患者さんとの「**価値観の違い**」、つまり「**歯科医院と患者さんとの〝想い〟のミスマッチ**」は、治療や対応など歯科医院と患者さんとの関わりすべてに現れてくるものです。「〝想い〟のミスマッチ」が存在する中で診療を行っていくのは、患者さんも不満を抱きながら治療を受け、先生やスタッフもストレスを感じながら治療を提供していくことになり、歯科医院にとっても患者さんにとっても、双方にとってマイナスなことではないでしょうか。

ですから、歯科医院の〝想い〟を〝形〟、つまり行動や取り組みにして表現して、その行動や取り組みを通して、皆さんの〝想い〟を感じ、共感していただけた共〝感者さん〟に集まっていただくことはとても大切なことです。

弊社では「歯科医院サポート会計事務所.net」（http://www.shika-kaikei.net/）を主宰して、税務会計と増患増収、スタッフ育成、患者さん対応の両面から医院経営をサポートできる全国の歯科医院専門会計事務所を、歯科医師の皆さんにご紹介していますが、これも「〝想い〟のミスマッチ」をなくすことから始まった取り組みです。

「税務会計面だけでなく、歯科医院経営をあらゆる面からサポートします！」とうたっている会計事務所はたくさんあるのですが、その〝想い〟を具体的な顧問サービスという「形」にして提供している会計事務所がほとんどなかったようです。

全国の２１５人の歯科医師の方々から寄せられたアンケートへの声を拝見すると、「思っていたサービスが受けられていない」というような会計事務所への不満を、75％以上もの方が抱えながら顧問契約をしているという「〝想い〟のミスマッチ」が存在している状況でした。

そこで、思っているだけではなく、増患増収、スタッフ育成、患者さん対応をサポートする具体的なサービス（形）を開発して、顧問サービスとして毎月提供するようにしたところ、顧問先の満足度は高まり、その形を通して会計事務所の〝想い〟を感じ、共感していただいた顧問先からの紹介や「歯科医院サポート会計事務所.net」サイトからのアクセスで、歯科医院サポート会計事務所には、歯科医院の顧問先が集まってきている状況になっています。〝想い〟を形にして表現して、会計事務所と歯科医院の「〝想い〟のミスマッチ」をなくしたことで、会計事務所と歯科医院の双方にとってメリットが得られるようになったのです。

同じように、医療機関として患者さんを選ぶことができない歯科医院は、歯科医院の数がたくさん増え、インターネットが普及して、患者さんに歯科医院を選ぶ意識・習慣ができたこの機会を活かして、皆さんの歯科医院の〝想い〟を形にして表現していくことで、患者さんを選ぶのではなく、自分の歯科医院に来院してほしい患者さんに選ばれ、共〝感者さん〟に来院していただけるようになることが重要です。

そうすることで、患者さんと歯科医院とのミスマッチをなくし、歯科医院がよい医療を提供するためにも、患者さんがよい医療を受けるためにも、双方がメリットを得られる**〝Win-Win〟の関係**をつくることができます。

3 歯科医院の〝想い〟を決める！

〝想い〟を〝形〟にして〝表現する〟ためのはじめの取り組みは、歯科医院の〝想い〟を決めることです。そのために、

①「どんな患者さんに来院してほしいか」「どんな患者さんになら必ず満足していただけるか」を決める

②その患者さんは、どんな〝想い〟に共感していただけるかを考える

という手順を踏むことです。

①「どんな患者さんに来院してほしいか」「どんな患者さんになら必ず満足していただけるか」を決める

まず、先生・スタッフそれぞれが「どんな患者さんに来院してほしいか」「どんな患者さんになら必ず満足していただけるか」を考えていきます。

「コミュニケーションがしやすい患者さん」「いつも〝ありがとうございます〟と、スタッフにお礼をいってくれる患者さん」「時間やお金を投資しても良い治療を求める患者さん」「自分が得意としている治療を受けにきてくれる患者さん」「検診やケアのために

定期的に来院される予防意識の高い患者さん」「指導したことをしっかり行ってくれる患者さん」「いつも時間どおりキャンセルなしに来院してくれる患者さん」「お子さんの歯について意識が高い患者さん」「クレームをいわない患者さん」「紹介してくれる患者さん」など、先生にも、スタッフにも**「来院してほしい患者さん像」「満足していただける患者さん像」**がいろいろと浮かんでくると思います（90ページ参照）。

その時には、「〝○○さん〟は、スタッフにもいつも〝ありがとうございます〟と、お礼をいってくれるいい人だな」「〝○○さん〟は、時間やお金を投資しても良い治療を求めてくれるので、自分もやりがいを感じられる人だな」「〝○○さん〟は、○○チャンが指導したことをいつも守ってくれる、お子さんの歯について意識が高い人だな」というように、はじめに理想の患者さん（○○さん）を具体的にイメージすることで、「来院してほしい患者さん像」「満足していただける患者さん像」が浮かんできやすくなります。

次に、歯科医院として「来院してほしい患者さん像」「満足していただける患者さん像」を決めます。たとえば、ミーティングを開催して、先生・スタッフそれぞれが考えた「どんな患者さんに来院してほしいか」「どんな患者さんになら必ず満足していただけるか」を持ち合って、歯科医院全体で話し合い、歯科医院として「来院してほしい患者さん像」「満足していただける患者さん像」を決めます。

そして、このような取り組みを通して、スタッフ個々人が「どんな患者さんに来院してほしいと思っているか」「どんな患者さんに対して仕事をしやすいと思っているか」を把握することができます。

皆さんは、これまでスタッフの方が「どんな患者さんに来院してほしいと思っているか」「どんな患者さんに対して、仕事をしやすいと思っているか」を聞いたことがありますか。このことを知らないと、来院している患者さんのタイプと、スタッフが来院してほしいと思っている患者さん像が違ったことで、スタッフがストレスを抱えていたことや、やる気がなかったことを見逃してしまっていたことになります。先生も自分と合わないタイプの患者さんに対応するとき、ストレスを感じたことはありませんか。やる気がどうも出ないということはありませんでしたか。

会員歯科医院様では、スタッフへの個別ヒアリングの機会にこの点を把握して、そのスタッフに合わないタイプの患者さんと対応していると判断したときは、その患者さんを他のスタッフに対応させるなどによって、スタッフのモチベーション維持、ストレス軽減をはかっています。スタッフの能力を最大限に活かすためには、とても大切なこれらのことも、このステップで行うことができます。

②その患者さんは、どんな〝想い〟に共感していただけるかを考える

「歯科医院に来院してほしい患者さん」「歯科医院に満足していただける患者さん」は、どんな〝想い〟を持っている歯科医院に共感していただけるかを考えます。

たとえば「歯科医院に満足していただける患者さん」を、「自分や家族の健康維持のために前向きに取り組む患者さん」とした場合→「地域の皆さんが安心して楽しい生活を送るサポートしたい」という〝想い〟にする歯科医院。「人がしたことを大切に感じてくれる患者さん」とした場合→「患者さんにこまやかな姿勢で対応します」という〝想い〟にする歯科医院。「女性やお子さまがいらっしゃるお母さん」とした場合→「安心して治療を受けてもらいたい」という〝想い〟にする歯科医院などがあります。

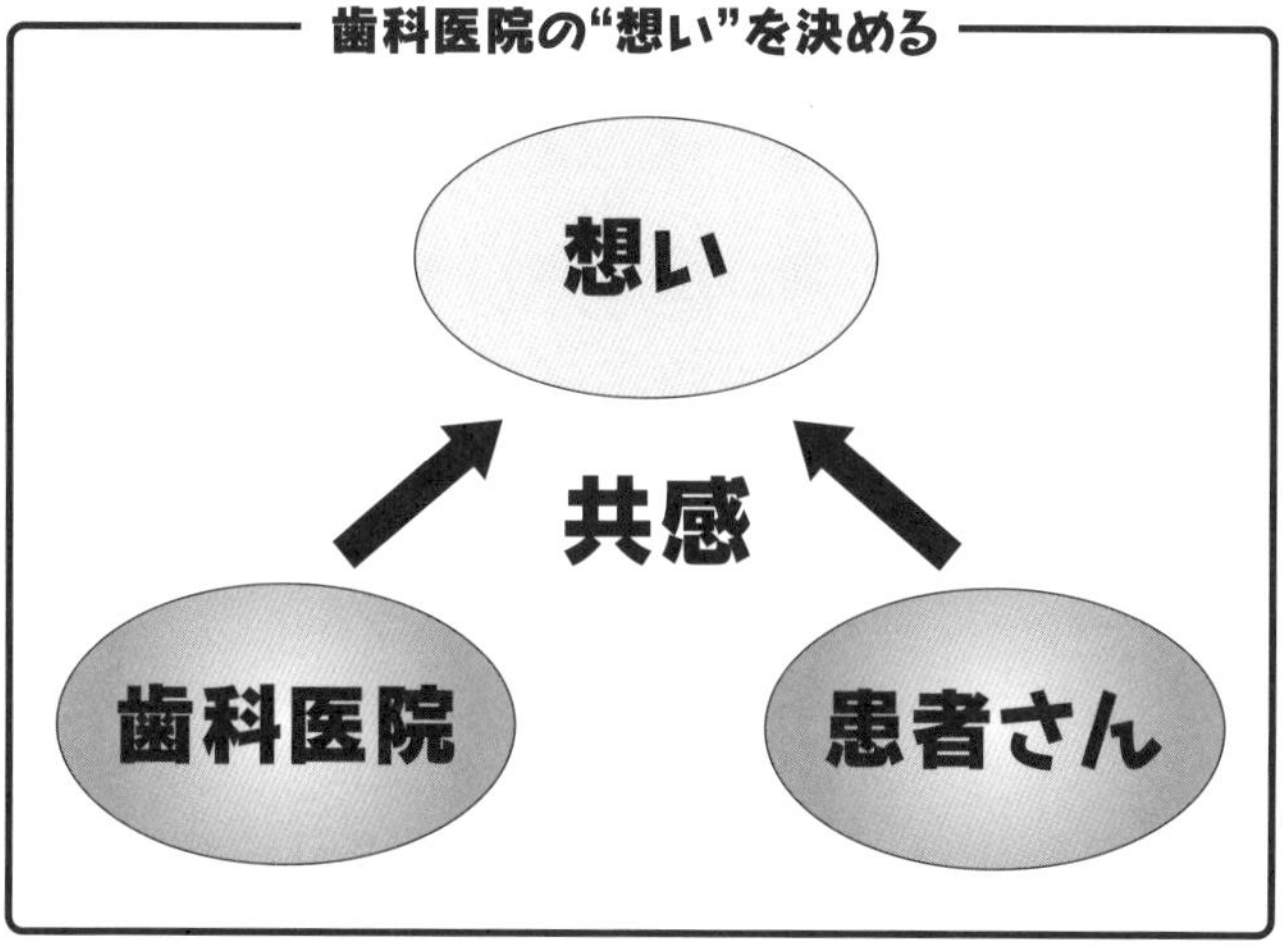

　先生とスタッフそれぞれが、具体的にイメージした患者さんの中から「来院してほしい患者さん像」「満足していただける患者さん像」の患者さんに「歯科医院に共感できるところはありますか」「歯科医院の良いと感じるところ」をお聴きすることで、歯科医院の〝想い〟づくりに協力していただいているところもあります。

4 歯科医院の〝想い〟を形にする！

〝想い〟を〝形〟にして〝表現する〟ための2番目の取り組みは、歯科医院の〝想い〟を〝形〟にすることです。

歯科医院の〝想い〟は、治療技術・設備・機器・サービス・対応などの「形」や「行動」にして、患者さんに表現してはじめて、その「形」や「行動」を大切に思っている人に感じていただき、皆さんの〝想い〟が届くということです。

歯科医院の〝想い〟を「形」や「行動」にして、患者さんに〝表現する〟ということがわかりにくいようでしたら、歯科医院の〝想い〟を歯科医院の性格のひとつとして、歯科医院の〝長所〟や〝売り〟と考えて、その〝長所〟や〝売り〟はどんなところから感じられるかということで、それが感じられる「モノゴト」や「行動」を用意していく（形にする）というように考えてもよいでしょう。

〔行　動〕	〔長　所〕
20歳から10年間ずっと日記をつけている →	小さなことでもコツコツと続けられる人
お礼や報告の手紙を必ずくれる →	マメな人、誠実な人

誕生日には必ず花を贈ってくれる　↓気づかいができる人

などと、その人の行動からその人の性格（長所）が感じられるように、その歯科医院の〝想い〟（長所・売り）を患者さんが感じられる「モノゴト」や「行動」を用意していく（形にする）ということです。

たとえば、

①**〔〝想い〟（長所・売り）〕**自分自身の健康維持のために、理解・納得して自分に最適な治療を選択して受けていただきたい。

〔形（モノゴト・行動）〕最適な治療選択のための小冊子の提供、カウンセリングルームでのカウンセリング、パソコン（ビジュアルソフト）を使った説明……など。

②**〔〝想い〟（長所・売り）〕**安心して治療を受けてもらいたい。

〔形（モノゴト・行動）〕滅菌殺菌設備機器、デジタルレントゲン、自費診療保証制度、完全専門医制など。

③**〔〝想い〟（長所・売り）〕**患者さんにこまやかな姿勢で対応します。

〔形（モノゴト・行動）〕コンシェルジュの導入、患者さんフォローシステムの導入、歯科衛生士担当制など。

④**〔〝想い〟（長所・売り）〕**最新最良の治療・医療サービスを快適に受けていただきたい。

〔形（モノゴト・行動）〕最新設備機器の導入、最新技術取得、完全予約制、個室診療スペース……など。

このように「モノゴト」「行動」は、こういった〝想い〟から取り入れている、行っているのかなと感じてもらえる、イメージしていただけるような「モノゴト」「行動」を考え、形にしていきます。

先生とスタッフの皆さんで、連想ゲームのようなかたちで、「〇〇（歯科医院の想い）＝□□（形）」となる「モノゴト」「行動」を考えていくことです。もちろん、新しく考えるだけでなく、現在行っている取り組みや導入している設備機器、提供している治療や医療サービスは、歯科医院の〝想い〟を感じてもらえるのか、イメージしていただけるのかも併せて考えていきます。

その時に大切にしたいのが、歯科医院の〝想い〟はもちろんのことですが、患者さんに「患者さんのほうを向いている取り組み」「患者さんのほうを向いて考える習慣がある歯科医院」と感じていただける「モノゴト」「行動」を考えていくことが大切です。

「先生の発する言葉」や「歯科医院が行っている取り組み」で、その先生は「自分（先生）のほうを向いている先生か？」「患者さんのほうを向いている先生か？」――その先生の向いている方向が伝わってくるんですという声を、患者さんにヒアリングさせていただいた際に、聴くことがよくあります。

つまり、皆さんが「**発する言葉**」や「**行っている取り組み**」で、その歯科医院は、歯科

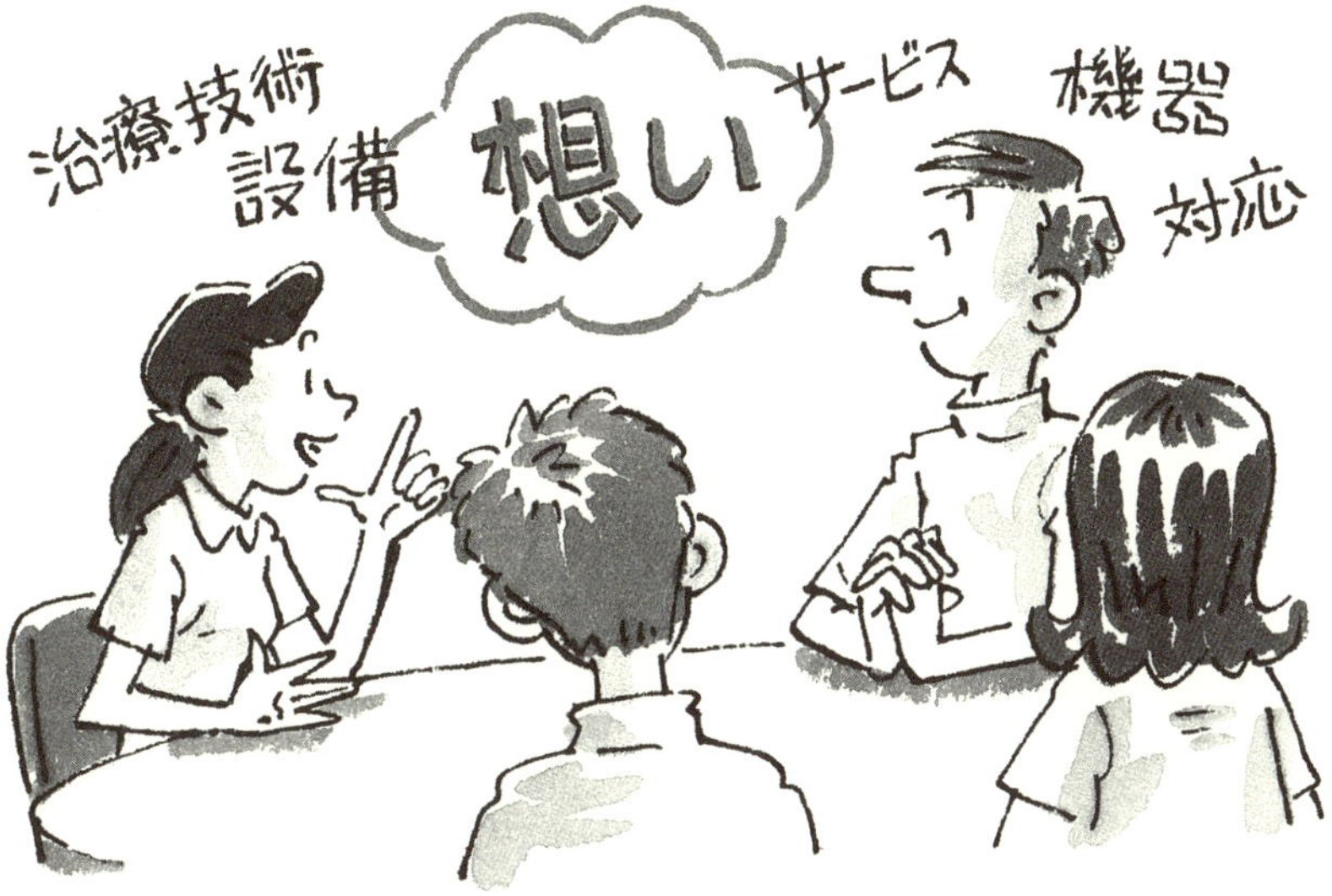

医院のほうを向いている歯科医院か？　患者さんのほうを向いている歯科医院か？　向いている方向が患者さんに伝わるということです。

常に歯科医院のほうを向いて考える習慣がある歯科医院か？

常に患者さんのほうを向いて考える習慣がある歯科医院か？

どちらを優先して考える歯科医院かは、すぐ患者さんに伝わります！　患者さんは、どちらのタイプの歯科医院に行くかはおわかりだと思います。そして、どちらのタイプの歯科医院を、大切な友人に紹介するかは明らかだと思います。

常日頃の会話はもちろん、〝想い〟を形にする時も必ず意識するようにしたい大切なことです。

5 歯科医院の〝想い〟を表現する!

〝想い〟を〝形〟にして〝表現する〟ための最後の取り組みは、**歯科医院の〝想い〟を〝形〟にしたものを具体的に〝表現する〟**ことです。その時に行う取り組みは、**(1)〝想い〟の表現レベルを上げる、(2)〝想い〟を感じ(共感し)ていただけるところを増やす……**の2つです。

(1)〝想い〟の表現レベルを上げる

想いの〝表現レベル〟を変化させることで〝想い〟の伝わり方が違い、その結果も違ってくることは、「ありがとう!」の表現レベルの違いでも気づかれたことと思います。

歯科医院の〝想い〟に共感していただける共〝感者さん〟を増やすためには「患者さん接点」で、その〝想い〟がしっかりと伝わる表現レベルで、患者さんに表現していかなければなりません。患者さんは「患者さん接点」で歯科医院のイメージをつくっているので、〝想い〟を形にした「モノゴト」や「行動」を患者さん接点とすることで、歯科医院の〝想い〟を患者さんに伝えることができます。

①〝想い〟の表現レベルを考える……〝想い〟を〝形〟(モノゴト・行動)にして表現し

ようとしたとき、実際には次の３つのレベルに分かれます（具体例は次ページ参照）。

(A) しっかりと〝想い〟が伝わる〝形〟（モノゴト・行動）だけど、実践するのが難しい **〔理想レベル〕**

(B) (A)よりは〝想い〟が伝わらないけど、少し頑張れば実践できる **〔努力レベル〕**

(C) (B)よりは〝想い〟が伝わらないけど、すぐに実践できる **〔実践レベル〕**

②実践できる表現レベルを決める……現在、表現レベル(A)で表現できない場合、どの表現レベルなら実践できるのかを考え、まずはその表現レベルでスタートします。

③表現レベルを上げていく……現在、実践している表現レベルから、歯科医院の〝想い〟がしっかりと伝わる表現レベル(A)が実践できるようにします。大切なことは、現在、理想の表現レベルではなくても、自分たちの〝想い〟が患者さんにしっかりと伝わる表現レベルをイメージして、現在の表現レベルから徐々に理想の表現レベルへもっていくことです。

(2) 〝想い〟を感じていただけるところを増やす

共〝感者さん〟には、どのような〝想い〟に共感していただいているかがわかりますから、その〝想い〟を感じていただける〝形〟（モノゴト・行動）を増やしていき、さらに共感していただける歯科医院にしていきます。また、〝想い〟を感じていただける〝形〟（モノゴト・行動）を増やしていくことで、共〝感者さん〟が大切な人に紹介できる点を

●〝想い〟を伝える表現レベルの例●

〝想い〟→患者さんにこまやかな姿勢で対応します
〝形〟（モノゴト·行動）→**「患者さん接点」 バイト**
この〝想い〟と〝形〟を表現レベル別に表現すると、次のようになります。
(A) ワックスを手につけて熱くなければ「少し温かいのがお口の中に入ります」と伝えながら行う
(B) 「少し温かいのがお口の中に入ります」と伝えながら丁寧に行う
(C) 丁寧に行う
〝想い〟→自分自身の健康維持のために理解・納得して、自分に最適な治療を選択して受けていただきたい。
〝形〟（モノゴト·行動）→**「患者さん接点」 治療の説明**
(A) チェアサイドでパソコン（ビジュアルソフト）を用いながら説明する
(B) チェアサイドで説明資料を用いながら説明する
(C) チェアサイドで口頭のみで説明する
〝想い〟→患者さんにこまやかな姿勢で対応します
〝形〟（モノゴト·行動）→**「患者さん接点」 来院のお礼**
(A) 診療終了後に新規の患者さんに「手書きでお礼のハガキ」を出す
(B) 新規の患者さんに適した「歯ブラシ」をプレゼントする
(C) 受付で、スタッフが「当医院をお選びいただきありがとうございます」と口頭で表現する

増やして、友人など大切な人の紹介を増やしていきます。

たとえば、第2章でご説明した**「患者さんの声をしっかりと聴いて大切にします」**という〝想い〟の歯科医院では、

①スタッフが行う初回のカウンセリング
②歯科医師が行うカウンセリング
③相談専門スタッフによる相談タイム
④患者さん専用の質問・相談窓口（メール・電話・FAX）
⑤毎回アンケート
⑥定期検診案内往復ハガキ
⑦治療開始時の毎回質問

⑧治療終了後の毎回質問
⑨カウンセリンググルームを設ける

……などというように、〝想い〟を感じていただける〝形〟（モノゴト・行動）を増やしていくことで、共〝感者さん〟に、さらに共感していただける歯科医院づくりを継続的に行っています。

このような取り組みを行っていくことで、「自分の歯科医院に来院してほしい患者さん」「自分の歯科医院で必ず満足していただける患者さん」に来院していただける、そして歯科医院を紹介や口コミしていただける、歯科医院の共感者・協力者の共〝感者さん〟が集まる歯科医院をつくっていくことができます。

患者さんに共〝感者さん〟になっていただくことについてお話ししてきましたが、これは患者さんに限ったことではありません。良い治療、良い経営を行っていくためには、歯科医院や先生の〝想い〟を〝形〟にして〝表現する〟ことで、スタッフ、技工所、メーカー、ディーラーなどの皆さんにも、歯科医院の共〝感者さん〟になっていただき、治療や経営をしっかりサポートしていただくことが大変重要です。

共〝感者さん〟に治療や経営に協力していただき、皆さんが歯科医師にしかできない仕事に専念・集中できる環境をつくることが、さらに歯科医院を成長・発展・継続させることになるでしょう。

6 〝聴く〟→〝表現する〟コミュニケーションで、共〝感者さん〟を育てる！

会員歯科医院様では、共〝感者さん〟がさらに共感していただける歯科医院にしていくために、「**共〝感者さん〟への毎回アンケート**」をつかった取り組みを行って、さらに共〝感者さん〟を増やしています。

「**共〝感者さん〟への毎回アンケート**」は次の2つのことを実現させるために行います。

(1) 患者さんに聴かせていただいた貴重な声を、できるだけ早く、医院経営や診療の改善、新しいサービスの提供などに取り入れて、日々「患者さんにきてよかったと思っていただける歯科医院」に成長させていくため

(2) 患者さんの声に耳を傾けている姿勢を患者さんに示すことで、患者さん一人ひとりのことを大切にしている歯科医院であることを患者さんに表現して、患者さんとの信頼関係をしっかりとつくり、患者さんとのトラブルの発生を事前に防ぐため

これらのことを実現するために実施し始めたものです。

「共〝感者さん〟への毎回アンケート」は、患者さんに年に1回、半年に1回というように、単発でアンケートをお願いするのではなく、「皆さまの声をお聴かせください！」

と題して、

①ご来院いただいた際に、気になったことや嫌だったことはございませんでしたか？　ございましたら、ぜひお声を聴かせください。改善に努めてまいります。

②こんな医院がいいな！　こんなサービスがあるといいな！　こんなことしてくれたらいいのに！　などのご要望がございましたらお声を聴かせください。

③ご来院いただいた際、良かったことや嬉しかったことはございましたか？　ございましたら、ぜひお声を聴かせください。より良くしていきたいと思います。

という３つのお願いが記載してあるアンケートを、会計時の際、受付スタッフが患者さんに毎回お渡しして協力をお願いしています。

この歯科医院には、１ヵ月に５００人ほどの患者さんが来院していますので、毎月５０0人近い患者さんにアンケートのお願いをしていることになります。アンケートを実施し始めて1～2ヵ月の間は、アンケートに協力していただいた人は10人ほどでしたが、約8ヵ月経過したら20人を超える患者さんに協力していただけるようになりました。

ここでは、ミーティングの際にアンケートに、ご協力いただいた「**共〝感者さん〟の声**」を院長先生が発表して医院全体で共有しています。そして、その声への対応方法（改善や新しい取り組みの実施）を、院長先生とスタッフの皆さんで一緒に考えています。

すぐに改善できることは改善方法を考えて、即、改善に取り組みます。また、時間はかかるけど取り組みが必要なことも、次回のミーティングの時までの宿題にして、患者さんの貴重な声を、医院経営や診療に取り入れることを継続的に実施しています。

この「共〝感者さん〟への毎回アンケート」を実施する際のポイントがあります。それは、患者さんが聴かせてくれた声を〝どのように医院経営や診療に取り入れたか、また、取り入れようとしているのか〟を患者さんに伝えないと、**「聴くだけ聴いて、何にも変わらない」**と思う患者さんも出てきてしまうことです。

「共〝感者さん〟への毎回アンケート」を実施した時は、共〝感者さん〟の声にどのように対応したのか、対応しようとしているのかなど、共〝感者さん〟の声を取り入れた結果などを患者さんに伝えて、**「患者さんの声のおかげで医院が成長していること」**を患者さんに表現して、**「自分たち（患者さんたち）の声が本当に活かされている」**と感じていただくことが大切なのです。

この歯科医院でも、聴かせていただいた患者さんの声をもとに、改善したこと、新しく取り入れたことはもちろん、すぐには改善できないけど検討中のもの、対応が難しいものなど、患者さんの声を医院経営や診療にどう活かしていこうとしているかの途中経過の報告も、必ず院内掲示物や医院新聞で、患者さんたちに表現するようにしています。

このように、患者さんの声を医院経営や診療に本当に取り入れて、成長していることを表現し続けた結果、歯科医院の姿勢、患者さんへの〝想い〟が、その取り組みを通して患者さんに伝わっていき、歯科医院の共〝感者〟が増え、アンケートに回答してくれる患者さんの数が、当初の10人ほどから20人を超えるほどになったのだと思います。

また、この歯科医院では「共〝感者さん〟への毎回アンケート」を実施する前に比べて、患者さんからの紹介が増えた結果、毎月の新規の患者さんが増え、実施する前1年間の毎月の新規の患者さんの数は約60人、うち紹介による新規の患者さん数は約10人でしたが、8ヵ月間実施し続けた結果、新規の患者さん81人、うち紹介による患者さんは34人になりました。「共〝感者さん〟への毎回アンケート」を始める前に比べて、新規の患者さんも増えていますが、紹介患者さんの割合も16％から42％に一気に増えたのです。

「患者さんの声を聴くことを大切にしている」「患者さんの声を診療や医院経営に活かしている」という歯科医院の〝想い〟が、「共〝感者さん〟への毎回アンケート」で、共〝感者さん〟の声を聴き、その声を医院経営や診療に取り入れて、その結果を表現する取り組みを通して、共〝感者さん〟に伝わり、さらに共〝感者さん〟が共感していただけるようになったのだと思います。

「皆さんの歯科医院は、患者さんが共感できるところ、紹介できるところが昨年より増えていますか？」

患者さんが共感できるところ、紹介できるところを毎年増やしていくことは、共〝感者さん〟を増やしていくためには大切な取り組みです。

7 〝聴く〟→〝表現する〟コミュニケーションで、スタッフも共〝感者さん〟に！

何か新しい取り組みを行おうとしたとき、先生一人でできることもありますが、**スタッフの協力が必要なこと、スタッフに協力してもらったほうが効率的にできる**ことが多いと思います。

ただ、先生方からのご相談に対応させていただいていると、何か新しい取り組みをスタートしようとしたとき、すぐにスタートできる先生となかなかスタートできない先生に分かれてしまうのが現実です。それには「**スタッフの協力を得られるかどうか**」が大きく左右している場合が多くあります。

ですから、「**共〝感者さん〟が集まる歯科医院づくり**」を行っていくためには、患者さんだけでなく**スタッフの皆さん**にも、**先生の〝想い〟に共感してくれる共〝感者さん〟**になってもらい、協力を得られるようにしておくことが大切となります。

スタッフの協力を得て、新しい取り組みをすぐにスタートできる会員歯科医院様が大切にしていることが2つあります。

ひとつは、これから行う新しい取り組みを、**スタッフの皆さん**にも〝**プラスになる**〟ような取り組みにしてから伝えることです。たとえば「これを行えば患者さんから感謝される」「自分がやりたい仕事ができるようになる」「休みがとりやすくなる」などのように、新しい取り組みを行うと、歯科医院や先生だけでなく、スタッフの皆さんも **〝メリットを得られる〟** ようなものにしてから伝えることです。

もうひとつは、日頃から**スタッフの皆さんとの〝信頼関係〟**をつくることです。

その会員歯科医院様のスタッフ一人ひとりに、個別ヒアリングさせていただいたときに、**〝先生を信頼している理由〟**を聞くと、「いろいろと相談にのってくれる」「話を聴いてくれる」「相談したことを解決してくれる」「提案したことを取り入れてくれる」「やりたいとお願いした仕事をさせてくれる」などの声が多く返ってきます。

つまり、スタッフの皆さんの多くは **〝自分の話を聴いてくれること〟〝自分の意見を取り入れてくれること〟** で、先生が自分のことを大切にしてくれていることを感じ、その先生との間に信頼関係ができあがっているようです。

〝スタッフとの信頼関係〟はすぐにできませんので、新しい取り組みをいつでもスタートできるように備えて、日頃からスタッフとの信頼関係づくりを意識して行うことで、スタッフとの間にしっかりと信頼関係をつくりあげています。

会員歯科医院様では、スタッフとの信頼関係づくりのための〝聴く〟→〝表現する〟コミュニケーションを、スタッフの皆さんへの「個別ヒアリング」を活用して、次のようなステップで行っています。

(1) 〝聴く〟

スタッフ個々人の抱えている課題を解決したり、実現したいことを実現させたりするために、スタッフの皆さんに「**個別ヒアリング**」を行い、スタッフ個々人の「解決する課題」や「実現したいこと」を把握します。ヒアリング項目例をあげると――

①何か困っていること（問題を感じている）ことはありますか？
②何かしてほしいことはありますか？
③楽しく仕事はできていますか？（理由など）
④目標はありますか？（仕事・プライベート）
⑤何かしたい仕事（こと）はありますか？
⑥今、興味があること、勉強したいことはありますか？　……など

(2) 〝考える〟

その「課題」を解決する方法、「実現したいこと」を実現する方法を考えます。

「体調が本当に悪い時でも休みがとりにくい」
「患者さんが希望する日にアポイントがとりにくい」
「ＰＭＴＣを患者さんに行いたい」
「カウンセリングが行えるユニットかスペースがほしい」

「患者さんに役立つ技術・知識を講習会で学びたい」

スタッフの皆さんに個別ヒアリングを実施すると、このような「抱えている課題」や「実現したいこと」をいろいろと聞くことができます。この「**スタッフの抱えている課題を解決する方法**」や「**実現したいと思っていることを実現する方法**」を考えるのです。

(3)　〝表現する〟

そして、その方法を実行することで、最終的に「個別ヒアリング」で聴いたスタッフの声に対しての先生の答えや行動で、先生のスタッフの皆さんへの**〝想い〟**や**〝姿勢〟**を表現します。

①**〝聴くこと〟→〝表現すること〟**／まずスタッフの話を聴き、スタッフが抱えている問題を把握し、スタッフが実現したいことをしてあげる。それによってスタッフとの間に信頼関係をつくっておく

②**伝えること**／その次に、自分が実現したいことを伝えて協力してもらう

「**スタッフのことを実現させるのが先、自分のことを実現させるのが次**」――スタッフの協力を得て新しい取り組みを行い、自分の実現したいことを実現しておられる先生は、この〝順番〟を大切にしています。こうしたことを日頃から行っていくと、患者さんだけでなくスタッフの皆さんにも、先生の〝想い〟に共感してくれる〝共感者〟になってもらえます。

8 スタッフが〝感謝〟される機会を増やして共〝感者さん〟に育てる!

先生と一緒に頑張るスタッフを育て、**スタッフの力を最大限活かす歯科医院**をつくるためには、**スタッフを先生や歯科医院の共〝感者さん〟に育てていく**ことが必要です。

会員歯科医院様のミーティングやスタッフとの個別ミーティングの場で、スタッフの皆さんの声を聴かせていただく機会を多く設けています。スタッフの皆さんには、

「どうして歯科衛生士になったんですか?」

「どうして歯科医院で働こうと思ったの?」

と必ず聞くようにしています。スタッフの皆さんの答えには、

「何か手に職をつけたほうがいいかなと思って……」

「医療関係の仕事をしたかったけど、看護師は無理だと思い歯科衛生士にしました」

「やりたいことがとくになくて、とりあえず資格を取ろうと思って学校に行きました」

……など、残念ながらけっして前向きな理由ではなく、歯科衛生士になったり、歯科医院で働くことにしたという声が多く含まれるのも事実です。

このような気持ちから歯科医院で働くようになったスタッフの皆さんを、先生とともに

一緒に頑張る、**先生や歯科医院の共〝感者さん〟**のスタッフに育てていくためには「**歯科医院のスタッフの仕事に、やりがいを感じさせてあげること**」が大切となります。

仕事についたキッカケはどうであれ、現在の仕事にやりがいを感じられれば、頑張ろうと思うスタッフは多くいます。やりがいを感じる要因は、もちろん給料の場合もありますからその整備も大切ですが、給料には限度がありますし、とくに女性スタッフの場合は、お金だけではやりがいは続かないようです。

一般企業の女性の営業職の皆さんを対象に研修をする機会がありますが、女性の営業職の皆さんにも同じことがいえます。女性の営業職の方々が、仕事にやりがいを感じて頑張り続けるために、給料と同じかそれ以上に大切だと思っているのは「**周りから必要とされているかどうか**」「**周りに自分が役に立っているかどうか**」「**職場に自分の居場所があるかどうか**」ということだそうです。これらは、歯科医院のスタッフの皆さんも同じです。ですから、スタッフにやりがいを持って仕事をさせてあげるためには、これらのことをたくさん感じられるようにしてあげることが必要です。

では、スタッフの皆さんがこうしたことを一番感じられるのはどのような時かというと、それは先生や他のスタッフ、そして患者さんから「**ありがとう**」という言葉をもらった時なのです。ですから、先生やスタッフの皆さんが「ありがとう」をいう習慣をつけるのは、スタッフにやりがいを感じ続けさせてあげるためには最低限必要なことです。

実は、その「ありがとう」の中でも、スタッフの皆さんが一番、

「周り（患者さんや先生や他のスタッフ）から必要とされているかどうか」

「周り（患者さんや先生や他のスタッフ）に自分が役に立っているかどうか」

「職場に自分の居場所があるかどうか」

を感じるのは、つまり自分の仕事にやりがいを感じるのは**「患者さんからのありがとう」**なのです。ただ、この「患者さんからのありがとう」は、意識して、患者さんからスタッフが「ありがとう」をいわれる機会をつくる取り組みを行っていかないと増えません。

先生方は、患者さんから「ありがとう」といってもらえる機会が多くあると思いますし、お礼状までくださる患者さんもおられるのではないでしょうか？　その時、歯科医師という仕事へのやりがいを自然に感じられると思います。

それは、スタッフの皆さんも同じです。しかし、スタッフの皆さんが、患者さんから「ありがとう」といわれる回数は、先生方に比べて少ないのが現実です。スタッフの皆さんが、患者さんから「ありがとう」といわれる回数を増やすためには、**〝スタッフの皆さんが主役になれる機会を増やす〟**取り組みを実践していくことが必要になってきます。

たとえば、予防専用スペースを設けて、その運営を歯科衛生士に任せ、歯科衛生士が主役になれる場所を設けてあげることもひとつの方法です。また、歯科衛生士を担当制にして、患者さんと1対1で接する時間を増やしてあげることもひとつの方法です。

これらは、先生よりも歯科衛生士が主役になっているので、会員歯科医院様の歯科衛生士の皆さんからも「担当制にしてもらってから、患者さんに喜んでいただいているのが実感できるようになりました！」という声が多く聞かれます。

スタッフの皆さんが主役になってできる**「患者さんのためになる仕事」「患者さんの役に立つ仕事」**を、治療に関わることだけではなく、医院のいたるところに設けると、スタッフの皆さんが患者さんから「ありがとう」と感謝される回数を増やすことができます。

会員歯科医院様では**「医院新聞づくり」「患者さん向け小冊子づくり」「カウンセリング」「院内で患者さん向けに行うミニセミナーの講師」**などを、先生が前面に出るのではなくスタッフの皆さんが主役となって行っています。

たとえば医院新聞は、コーナーを担当制にしてスタッフだけで書いて、それぞれのコーナーには担当スタッフ名を記載するようにして、「いつも楽しく読んでいますよ！」「よく勉強しているんですね！」など、個々のスタッフに、患者さんからの褒め言葉を直接いってもらえるようにしています。

このように、歯科医院や歯科医院の患者さんのための取り組みに共感していただいている共"感者さん"から、スタッフが感謝される機会を増やしていくことで、スタッフが仕事へのやりがいを感じられる機会を増やして、先生と一緒に頑張る、先生や歯科医院の共"感者さん"のスタッフに育てていくことができます。

第5章

共〝感者さん〟に協力してもらい、紹介・口コミを拡大する取り組み

1 「モニター患者さん制度」で新共感体験の紹介や口コミを拡大する！

「**患者さんの声を聴くことを大切にしている**」「**患者さんの声を診療や医院経営に活かしている**」という歯科医院の〝**想い**〟を、〝**モニター患者さん制度**〟という〝**形**〟にして患者さんにアピールすることで、**その〝想い〟に共感していただける共〝感者さん〟を増やしている**「**トップ1%歯科医院倶楽部**」**の会員歯科医院様**があります。

この医院では、患者さんの中から、歯科医院の〝共感者〟にお願いして〝**モニター患者さん**〟になっていただいています。

モニター患者さんのモニターには〝**チェックする人**〟〝**アドバイザー**〟という意味と、〝**体験**〟するという2つの意味があります。

モニター患者さんには、第三者の立場に立って、歯科医院のさまざまな部分をチェックしていただきます。そうしてアドバイスをもらうことで、共〝感者さん〟の声を活かした、共感者さんがさらに共感・満足していただける歯科医院づくりのお手伝いをしていただくのです。

さらに、これまで体験したことがない（通常治療以外の）クリーニング、ＰＭＴＣ、ホワイトニングなどの医療サービスやデンタルグッズを、モニター患者さんには体験していただきます。

そして、医院新聞や掲示物などに掲載する体験談や、体験してよかったと思った、共感できた医療サービスやデンタルグッズを、自分の周りの友人知人に紹介してもらい、歯科医院の紹介や口コミを増やすお手伝いをしていただくのです。

この会員歯科医院様では、モニター患者さんの協力のもと、**プロセスボード**というものを作成しています。プロセスボードとは、**患者さんに治療をイメージしやすくしてあげるための工夫**です。これによって歯科医院や医療サービスの紹介・口コミを大きく増やしているのです。

たとえば、歯科医院に置いてあるＰＭＴＣやホワイトニングなどの案内パンフレットには、患者さんが自分のこととしてイメージしにくい外国人など、患者さんからするとまったく知らない人、遠い存在に感じる人の写真が載っているのをよく見かけます。

そこで、患者さんの身近にいる歯科医院のスタッフや、身近に感じるモニター患者さんに、予防プログラム・ＰＭＴＣ・ホワイトニング・矯正治療を体験してもらいます。そして〝プロセスボード〟を作成して、スタート前、中間、完了それぞれの時点での変化がわかるように、実際に行っているプロセスを見せて、患者さんが自分のこととしてイメージしやすくするのです。

スタッフが「**予防プログラム**」を1年間実践していくプロセスボード、モニター患者さんのホワイトニング体験プロセスボード、スタッフやモニター患者さんの矯正治療体験のプロセスボードといった内容です。

それらのプロセスボードには、スタッフやモニター患者さんが実際に治療を受けているところや、薬剤や機器の写真も載せ、治療プロセスや変化を見られるようにして、患者さんが実際の治療をイメージしやすく工夫します。

このように、外国人のような遠い存在ではなく、患者さんがいつも接しているスタッフや、身近に感じる患者さんの変化の記録を見せることで、この治療に自分が取り組んだ時のことをイメージしやすくなります。

プロセスボードで紹介した治療について、患者さんから相談を受けたときには、そのプロセスボードに登場したスタッフが担当します。また、他のスタッフが担当するときも、いつも患者さんに接しているスタッフのプロセスボードを使って説明するため、患者さんが治療実践中や実践後のイメージがしやすくなり、それらの医療サービスを受ける患者さんを増やすことにつながっています。

ですから、**モニター患者さんにプロセスボードづくりに協力いただく**ためには、むしろ歯治療以外の、予防プログラム・ＰＭＴＣ・ホワイトニングなどといった医療サービスを体験していただくことは、歯科医院の紹介や口コミを増やすためにも大切な取り組みとなるのです。

そして、モニター患者さんの紹介によって来院された患者さんも、知っているモニター患者さんが実際に医療サービスを体験しているところをプロセスボードで見ることができるので、安心感にもつながります。これは、紹介で来院いただいた患者さんと歯科医院との信頼関係を育てるためにも、モニター患者さんとその紹介で来院された患者さんとの信頼関係維持のためにも役立ちます。

このモニター患者さん制度は、共〝感者さん〟に集まっていただくためにも、共〝感者さん〟がさらに共感して満足していただける歯科医院づくりのためにも、紹介・口コミを拡大するためにも、有効な取り組みです。とりわけ、共〝感者さん〟の協力を得ながらすすめるこの方法は、よりいっそうの効果が期待できます。

2 「医院紹介カード」で紹介されやすいタイミングを活かす!

医院紹介カードとは、医院の住所や電話番号・診療時間・休診日・地図などが入っている名刺サイズのショップカードのようなものです。

この医院紹介カードを患者さんが持っていることで、周りの人から「いい歯医者さん知らない?」と聞かれたときに、その医院紹介カードを渡して、簡単に紹介できるようになります。ただし、この医院紹介カードの使い方にはポイントがあります。

それは、**渡し方と渡す人**です。

医院紹介カードを受付に置いてある歯科医院は多いのですが、患者さんは自分にメリットを感じなければ、医院紹介カードを持っていってはくれません。たとえ持っていったとしても、財布やカードケースを整理したときに、診察券で歯科医院の連絡先などはわかりますから、持っているメリットが感じられなければ、その時に捨てられてしまうかもしれません。

ですから、患者さんに**〝医院紹介カードを持っているとメリットがある〟**と感じていただけるように渡すことが、「医院紹介カードで歯科医院を紹介していただく」行動につなげるためには大切になります。

そのためには、**院長が患者さんに直接渡す**のが効果的です。

今日で治療が終了する患者さんや、人間関係ができたと感じる患者さんに、１対１になれるユニットのところで、

「○○さんお疲れさまでした……（中略）……、○○さんの周りで歯のことで悩んでいる方、困っている方がいらっしゃったら、このカードを差し上げてください。○○さんからのご紹介であればしっかりと治療させていただきます」

といった言葉を添えて渡します。

けっして紹介をお願いするのではありません。このような言葉を添えて医院紹介カードを渡すことで、患者さんが「医院紹介カード」を使って患者さんを紹介してくれるようになるのです。なぜかというと、**「紹介することが相手の役に立つと思ったタイミング」**か**「紹介することが自分の自慢話になるタイミング」**が、患者さんに限らず、誰もが周りの人に紹介や口コミを一番しやすいタイミングだからです。

先ほどの言葉を添えて「医院紹介カード」を患者さんに渡すことで、患者さんが「私の紹介ならしっかり治療してくれるから、これ持っていくといいよ、よくしてくれるよ」と、医院紹介カードを友人に渡すこと（歯科医院を紹介すること）ができます。

患者さんは、医院紹介カードを渡すことが「相手の役に立てる」「自慢話になる」とい

う気持ちで、周りの友人たちに歯科医院を紹介できるので、カードを使いやすくなります。そして、その時のために、医院紹介カードを捨てずに持っていてくれます。

このように、医院紹介カードで患者さんからの紹介や口コミを増やすためには〝カードを渡す行動自体〟を、患者さんが**「相手の役に立てる行動」「自慢話になる行動」**と感じられるように、院長が先ほどの言葉を添えて渡してあげることです。

最近では、カウンセリングの際に医院紹介カードを渡すことで、歯科医院に通っていることが周りの人との会話に出やすい治療期間中に、周りの人に渡して紹介してくれて、紹介の患者さんの来院が増えている会員歯科医院様も多くなっています。

そしてもうひとつ、〝医院紹介カード〟自体のつくり方も大切です。

患者さんから紹介されて、これから歯科医院に行くときは「どんな先生なのかな?」「どんな歯科医院なのかな?」という不安を持つ患者さんが多いので、先生やスタッフの**〝人気（ひとけ）〟**が感じられるカードにすることが大切です。

具体的には、文字データだけではなく、先生やスタッフの似顔絵や写真が入っていて、どんな感じの人かを、そこから感じることができるものです。

似顔絵を入れた私の名刺を参考に紹介させていただきますが、読者の皆さんもこれを見ていただくと、「澤泉って、こんな髪型しているんだ」とか「汗っかきなんだな」などと

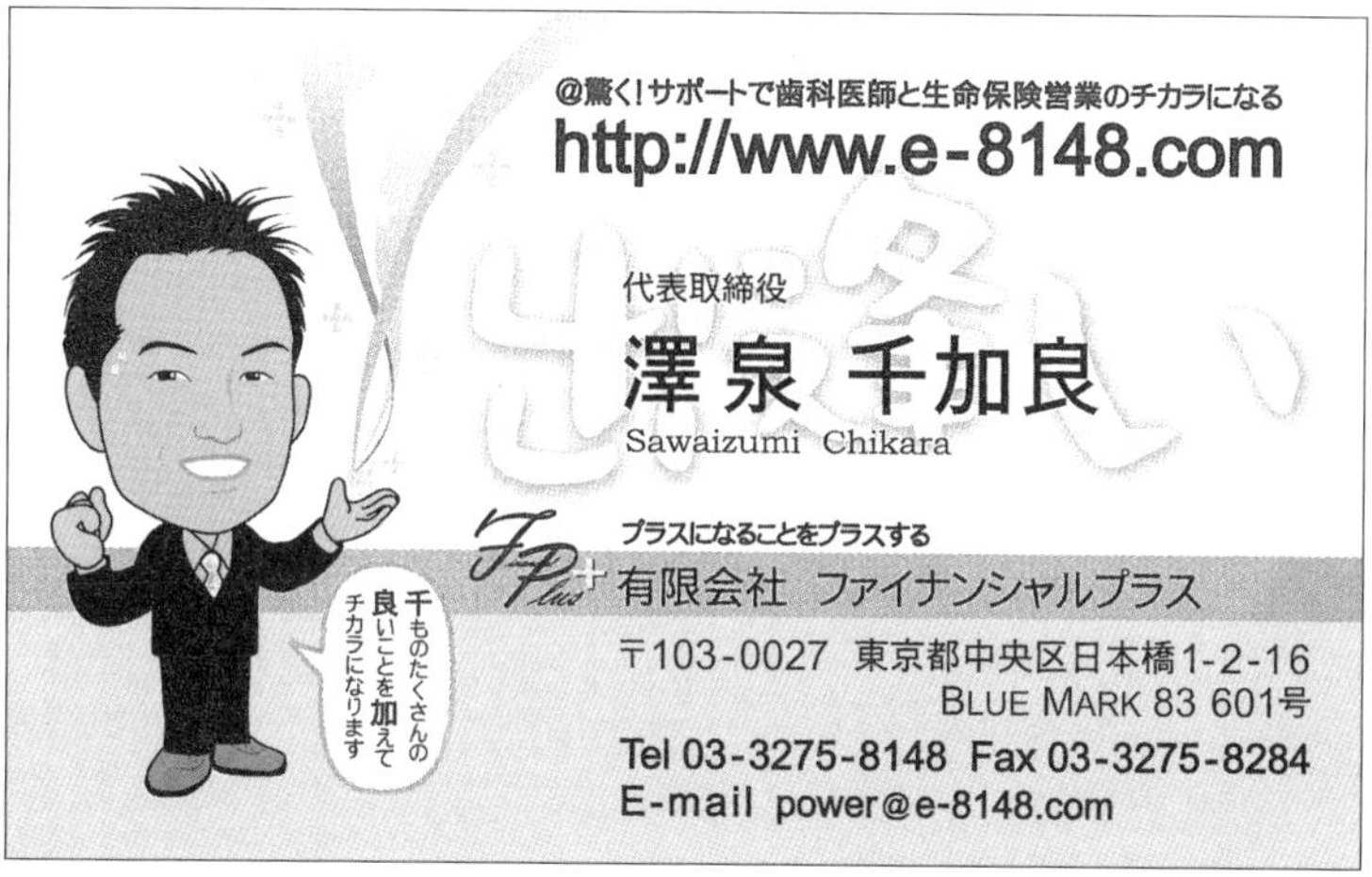

感じていただけるのではないかと思います。医院紹介カードについても同様です。

人気（ひとけ）が感じられて、不安を取り除いてあげられるような医院紹介カードが望ましいと思います。

医院紹介カードは、

①医院紹介カードを持って来院された患者さんがメリットを感じられるようにすること

②医院紹介カードを使って歯科医院を紹介する患者さんが、メリットを感じられるようにすること

③それによって、歯科医院も紹介や口コミで患者さんが来院されるというメリットを得られる〝Win-Win-Win〟の関係を築くこと

が大切なのです。共〝感者さん〟に協力してもらい、それらを踏まえて実践することが紹介・口コミを拡大する成果につながるのです。

3 「定期検診案内往復ハガキ」で紹介してくれるキッカケをつくる！

「**患者さんの声を聴くことを大切にしている**」「**患者さんの声を診療や医院経営に活かしている**」という歯科医院の〝**想い**〟を、〝**定期検診案内往復ハガキ**〟という〝形〟にして患者さんに表現することで、その〝**想い**〟に**共感していただける共**〝**感者さん**〟**を増やしている会員歯科医院様**があります。

皆さんの医院では、患者さんに「定期検診案内を出されていますか？」「誕生日カードを出されていますか？」「PMTCなどの案内カードを出されていますか？」「歯の衛生週間案内カードを出されていますか？」……いかがですか？

「それらのカードは、医院から患者さんへ一方通行になっていませんか？」

「それらのカードで、患者さんと対話できていますか？」

これらのカードを患者さんに出している歯科医院でも、ほとんどの場合、歯科医院から患者さんに話をしているだけの状態で、患者さんの話、つまり、患者さんの声を聴いて対話している状態にはなっていないようです。

実は、これらのカードをせっかく患者さんに出すのであれば、少し工夫するだけで、患者さんと対話している状態、つまり、患者さんの声を聴いていることを表現することができるようになります。その工夫とは、それらの案内を「往復ハガキ」で出すことです。返信いただくハガキをアンケートなどにして、患者さんの声を聴くようにすることで、患者さんから医院に話をしやすい状態をつくってあげられるのです。

「往復ハガキ」で出すと聞くと、コストがかかるように思われる方も多いと思いますが、図（153ページ）のように、往復ハガキの返信用のハガキを「受取人払い」にしておくと、患者さんから返ってきたハガキ分の料金しか発生しないのでコストが抑えられます。

たとえば、定期検診案内ハガキをせっかく患者さんに出されるのであれば、医院からの一方通行にするのではなく、**「定期検診案内往復ハガキ」**に――

「現在のお口や歯の状態はいかがですか？　お困りのことはないですか？」

「ご質問やご相談などございましたらお声を聴かせてください。お名前をご記入いただき、ご返信いただければ、ご回答を差し上げます」と記載して、しばらく会っていない患者さんの現在の状態をお聴きする機会をつくるのです。

さらに、

「アンケートご協力のお願い」

患者様にご満足いただけるような、よりよい診療、よりよい歯科医院をつくるために、治療について、また当院についての率直なご意見をお聴かせください。

(1) ご来院いただいた際、気になったことや嫌だったことはございませんでしたか？ございましたら改善に努めていきたいと思います。ぜひお声を聴かせください。

(2) 患者様にご満足いただけるような歯科医院をつくりたいと考えております。こんな医院がいいな！　こんなサービスがあったらいいな！　というご要望がございましたら、ぜひお声を聴かせください。

とハガキにアンケートを記載して、患者さんの声を聴く機会にします。こうして「患者さんの声を聴くことを大切にしている」「患者さんの声を診療や医院経営に活かしている」という歯科医院の〝想い〟を表現できるのです。

歯の状態のことで、先生に聞きたいことを返信用ハガキに質問を書いて送ってきてくれて、先生が電話してその質問に答えたり、前回来院時に気になったことなどを匿名で返信してくれたりと、実際に患者さんの声が集まり、患者さんとのコミュニケーションの機会を増やすことに役立っています。

往復ハガキだから、たくさんの患者さんが返信してくれるわけではありません。しかし、患者さんからの返信が少なくても、「患者さんの声を聴くことを大切にしている」という歯科医院の〝想い〟を定期的に表現して患者さんに伝えることができ、その〝想い〟に共感していただける共〝感者さん〟を増やしていくためにはとても大切なことです。

「定期検診案内往復ハガキ」で歯科医院の〝想い〟を表現したら、「医院紹介カード」

を渡す際に添えた言葉と同じように、「○○さんの周りで歯のことで悩んでいる方、困っている方がいらっしゃいましたら、当医院のホームページをご紹介ください。○○さんのご紹介であれば、しっかりと治療させていただきます」という言葉を添えます。

また、ホームページのアドレスを「定期検診案内往復ハガキ」に記載したり、「この定期検診のご案内を差し上げてください」などと記載することで、医院に来院いただいた時以外にも、年に数回、共〝感者さん〟が周りの人に紹介・口コミしていただくキッカケをつくることができます。

①定期検診案内往復ハガキで“聴く”を表現する【往】

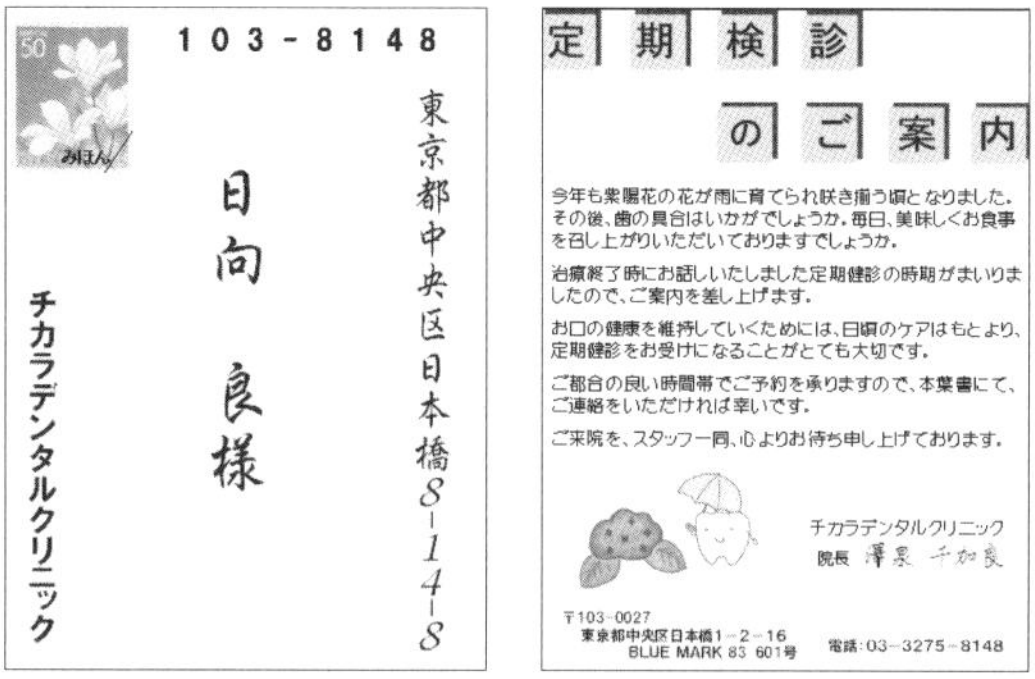

①定期検診案内往復ハガキで“聴く”を表現する【復】

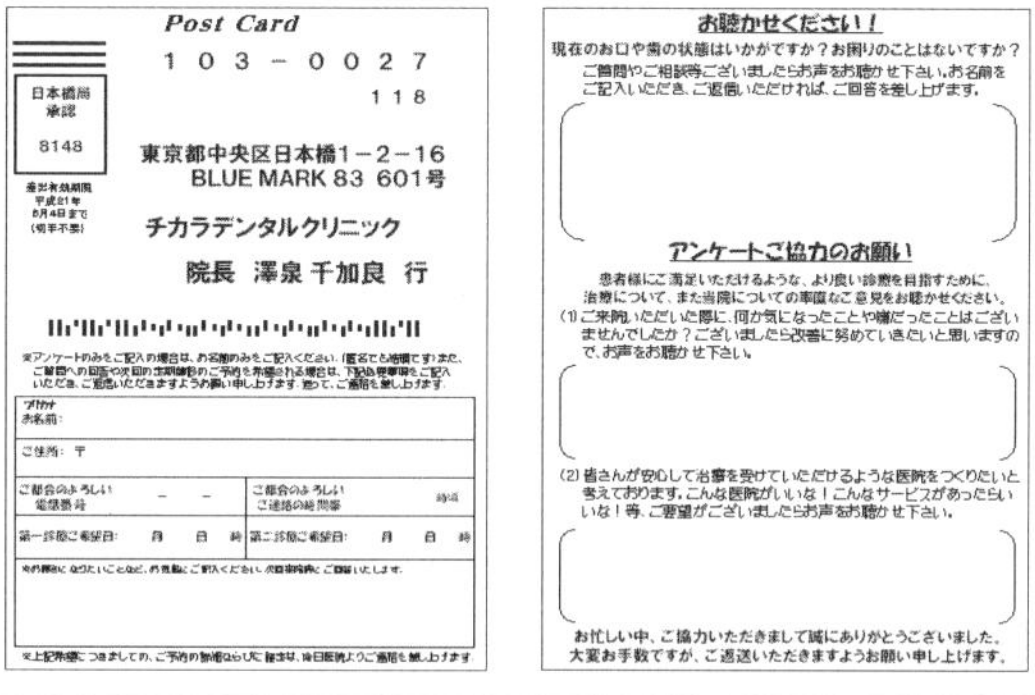

4 「患者さんフォロー体制」で紹介してくれるキッカケをつくる！

「患者さんの健康生活をずっとサポートしたい」「患者さんのことを大切に思っている」という歯科医院の**〝想い〟**を**〝患者さんフォロー体制〟**という〝形〟にして患者さんに表現することで、その**〝想い〟**に**共感する共〝感者さん〟を増やしている会員歯科医院様**があります。

皆さんは、患者さんに〝医院の患者さんフォロー体制を案内する機会〟を設けていますか？　その前に**〝患者さんフォロー体制〟**をつくっていますか？

これまでに、私がご相談やセミナーの際にお会いした先生方との話から判断すると、医院独自の〝患者さんフォロー体制〟をつくっている医院はとても少ないようです。

治療が終わった患者さんのフォローは、定期検診案内ハガキを出して、検診やケアなどの〝案内をするだけ〟という歯科医院がほとんどでした。

このような歯科医院が多い中、医院独自の〝患者さんフォロー体制〟をつくって患者さんをフォローすることで、医院経営を行っていく上でのいろいろな成果を得ている会員歯科医院様がいますのでご紹介します。

この歯科医院様は、患者さんのフォロー体制をつくって、患者さんに案内する機会を設けることをはじめただけで、「患者さんのことを大切に考えてくれる医院」という印象を持っていただけるようになったといいます。

この取り組みをはじめてから1年も経たないうちに、新たに紹介していただける患者さんが増え、紹介で来院された患者さんの割合が、新規の患者さんのうち当初の20％ほどだったのが倍増して40％ほどになったそうです。

〝患者さんフォロー体制〟が、これまでなかった〝歯科医院の想いを伝える場〟となり、その場で「医院紹介カード」をお渡しすることで、紹介や口コミを増やす機会にもなっているのです。つまり、患者さんのフォローをキッカケに、紹介の患者さんを増やすことにつながっているようです。まだ患者さんのフォロー体制をつくっていない医院は、

①治療が終わった患者さんのフォロー体制をつくる
②患者さんのフォロー体制を案内するための「患者さんフォロー体制案内冊子」を作成する
③「患者さんフォロー体制案内冊子」を使いながら、患者さんに〝患者さんフォロー体制〟を案内する機会を設ける
④患者さんのフォローを実行する

というように、〝患者さんフォロー体制〟をつくり、患者さんに案内する場を設けてみ

てください。

では具体的に、患者さんフォローの取り組みについてご説明いたします。

患者さんへのフォローの目的は「**患者さんに治療中だけでなく、治療が終わった後も自分の歯について関心を持ち続けていただく**」ことにあります。そのことが、患者さんの健康維持のためには大切と考えているのです。

そのフォローのひとつとして、歯についての情報を継続的にお届けしています。来院中の患者さんだけではなく、治療が終わった患者さんに対しても毎月郵送でお送りするのは、コストも時間もかかってしまいますので、メールとFAXを使っています。

患者さんの歯を良い状態に維持するための情報といっても、患者さんの中には情報提供を希望されない方もいますので、かえってご迷惑をおかけしてしまうこともあります。そのため、患者さんフォロー体制を案内するときに、そうした情報の希望の有無をお聴きして、情報を希望された患者さんにだけお送りするようにしています。

また、歯に関心を持ち続けていただくためには、患者さんが身近に感じる歯についての話題を毎月選んでお届けしています。医院新聞を発行していないこの歯科医院様では、これらの情報を来院中の患者さんにもお渡しししています。

このような情報を毎月お届けすることで、患者さんが自分の歯について関心を持ち続けられるようにサポートをしながら、時々、歯科医院で実施しているホワイトニングや矯正治療や検診の話題も織りまぜることで、来院につなげているのです。

もうひとつ、この会員歯科医院様が、患者さんフォローのために行っているのが、3ヵ月に一度の **〃患者さん向けセミナー〃** の開催です。

治療が終わった患者さんでも、検診やケアのために来院していただいたときは、顔を合わせて直接話をすることができますが、それ以外の患者さんとも直接顔を合わせて、歯に関することをお伝えしたり、会話する機会がつくれるのです。

このセミナーは2部構成で行うことが多く、1部は外部の講師の先生に「紫外線対策」「お子様の肌のお手入れ」「自宅で手軽にできる生活習慣病予防運動」など、患者さんの健康維持に役立つテーマを話していただいています。

毎回違ったテーマを第1部に行うことで、幅広いタイプの患者さんに参加していただけるようになり、結果的により多くの患者さんに、第2部の歯についての話をお聞きいただいています。このセミナーは、患者さんフォローを目的として開催されていますが、患者さんが友人などと一緒に参加いただくこともあり、紹介の患者さんを増やすことにもつながっています。

患者さんフォロー体制は、患者さんをフォローすることはもちろん、共〃感者さん〃に紹介や口コミをしていただく機会を提供して、歯科医院の紹介や口コミを増やすためにも有効な取り組みです。

5 「患者さん座談会」で共〝感者さん〟に共感体験を口コミしてもらう！

「患者さんに最適な治療を選択してもらいたい」「患者さんに理解・納得をいただいて治療をすすめていきたい」という歯科医院の**〝想い〟**を**〝患者さん座談会〟**という〝形〟にして患者さんに表現することで、その**〝想い〟**に**共感する共〝感者さん〟を増やしている会員歯科医院様**があります。

皆さんの医院では〝体験者の話を直接聞ける〟〝患者さんの声を直接聞ける〟機会を設けていますか？

ここでは、「歯列矯正」「ホワイトニング」「インプラント」を体験された患者さんの声を直接聞ける機会、「患者さん座談会」を設けている会員歯科医院様をご紹介します。

この**〝患者さん座談会〟**によって、それらの治療に関心はあるが、

「興味はあるけどチョッと……」

「本当に良いのか少し不安……」

「実際に体験した人の話を聞いてからではないと……」

……というような不安を抱えた方々が、その壁を乗り越えて治療を開始するため、または

自分に最適な治療方法を選択するために役立っています。

インターネットが普及すればするほど、実際の体験者の「口コミ」が重視されるといわれています。インターネット上の口コミ情報を参考に、商品・サービスの購入を決めたことがある消費者は、高齢者を含め〝4割〟（日経産業消費研究所発表）というほど、インターネットの普及で、たくさんの情報が簡単に入手できるようになった今、これまで以上に〝実際の体験者からの口コミ情報〟が重要視されています。

インターネット利用が当たり前になったことで、商品やサービスを購入するとき、

①自分で情報を探して
↓
②自分で勉強して（調べて）
↓
③自分で比較して
↓
④自分で専門家に聞いて
↓
⑤自分で選ぶ（決める）

という「自分主導の購入プロセス」が習慣となっています。

そうした、「自分主導の購入プロセス」を好む患者さんたちには、ホームページに患者さんの体験談を掲載するだけでなく、**〝患者さん座談会〟**のような〝体験者の話を直接聞ける〟場を用意して、〝自分で歯科医院を選ぶ〟ための情報を増やしてあげることが大切です。

このような〝実際の体験者からの口コミ情報重視〟の流れが、〝体験者の話を直接聞ける〟〝患者さんの声を直接聞ける〟「患者さん座談会」などの機会を設けている会員歯科医院様が成果をあげている要因になっているのでしょう。

ある会員歯科医院様では、毎月第4土曜日に大学から矯正専門の先生にきてもらい、「矯正専門日」を設けて患者さんに対応しています。

「矯正専門日」は、矯正治療中の患者さんが、その日に集中して来院していますし、院長もその日は治療していません。そこで、このような取り組みに共感していただける矯正治療中の患者さんの協力を得て、矯正治療に関心がある方が〝矯正治療体験者〟の声を直接聞いたり、質問したりできるような「患者さん座談会」を開催しよう！　と、医院のスペースを使って「患者さん座談会」をスタートしました。

「子ども」「成人女性」「お母さん」など、年齢も立場も違う患者さんたちの協力のもと、さまざまな年齢層の矯正に関心をお持ちの方々に対応できるように工夫しています。

また、当初意図していたことではないのですが、矯正治療中の患者さんがご友人やお子さんのお友達を連れてきてくれるようにもなり、共〝感者さん〟が歯科医院を紹介・口コミしてくれる新しい機会が増えています。

「患者さん座談会」は1時間ほどの時間を設けて開催していますが、もう少し自分のこと、子どものことについて詳しく聞きたいときには、矯正専門の先生、もしくはその先生の時間が空いていなければ、院長が相談に対応しています。

他にも「ホワイトニング体験者座談会」や、インプラント治療・総義歯体験者の話が聞ける「お食事会」などの機会を設けて、「ホワイトニング」「インプラント」に関心がある患者さんに対応している歯科医院もあります。

インプラント治療に力を入れている歯科医院では、ホームページをご覧になった方には無料個別相談の機会を設けていますが、それだけでなく「患者さん座談会」にも参加していただき、実際に治療を受けた患者さんの体験談を直接聞いて、理解・納得していただいた上で治療を選択していただくためのサポートをしています。

このように、「患者さん座談会」は、患者さんに最適な治療を選択していただくための十分な情報提供に役立つことはもちろん、共〝感者さん〟に紹介や口コミをしていただく機会を提供して、歯科医院の紹介や口コミを増やす有効な取り組みです。

6 「成長支援福利厚生制度」でスタッフが紹介や口コミを拡大する！

「スタッフが患者さんのために頑張って仕事ができる歯科医院をつくりたい」「スタッフがこの歯科医院で働いてよかったと思える歯科医院をつくりたい」という先生の**〝想い〟**を**〝成長支援福利厚生制度〟**という〝形〟にして表現することで、その**〝想い〟**に**共感するスタッフ（共〝感者さん〟）**を増やし、スタッフの紹介や口コミで紹介の患者さんを増やしている会員歯科医院様があります。

その会員歯科医院様では「**成長支援福利厚生制度**」というものを設けて〝スタッフ自身が身につけたい、勉強したい〟と思っていることの実現を積極的にサポートしています。

たとえば、スタッフとの個別ヒアリングの際に「今、興味があること、勉強したいことはありますか？」という質問をしたとき、

「患者さんに役立つ技術・知識を講習会で学びたい」

「フラワーアレンジメントを勉強したい」

「スポーツクラブに通いたい」

「ペン字を学びたい」

という答えがあったとします。

このようなとき、「患者さんに役立つ技術・知識を講習会で学びたい」という、「仕事に直接関わることで、スタッフが成長したいと思っていること」に対しては、講習会に参加させてサポートしている歯科医院は多いようです。

しかし、「フラワーアレンジメントを勉強したい」「スポーツクラブに通いたい」「ペン字を学びたい」などの、「仕事に直接関わることではないけど、スタッフが成長したいと思っていること」を、積極的にサポートしている歯科医院はあまりありません。

この会員歯科医院様では、先生のスタッフへの〝想い〟を表現し、そして、経営者である自分とスタッフの**〝成長すること〟**に対してのギャップをなくして、一緒に頑張れるスタッフを育てるために、仕事に直接関わるイメージがなくても、**〝スタッフが成長したいと思っていること〟**を、積極的にサポートすることがとても有効だと考えています。

そのため「成長支援福利厚生制度」を設けて、「月々にかかる費用全額、もしくは一部を1万円を上限に負担する」というように、費用を負担して〝スタッフ自身が身につけたい、勉強したい〟と思っていることの実現をサポートしています。

院長先生が、スタッフの皆さんに「今、興味があること、勉強したいことは……」をたずねると、「フラワーアレンジメントを勉強したい」「スポーツクラブに通いたい」「料理教室に通いたい」「ペン字を学びたい」「パソコンを勉強したい」「ネイルアートを勉強したい」など、歯科医院に直接関係ないと思えることが、スタッフの皆さんから出てくると思います。それらの中には、仕事のためではなく、スタッフの自分自身のためだと思われることでも、

「以前、奥様が、週に1回新しいお花を医院に飾っていた時は〝いつもお花がキレイですね〟と患者さんから声をかけていただくことがあったんですけど、〇〇ちゃんが生まれて、奥様が忙しくなってからはそれができなくなってしまって寂しかったので、私が勉強すればまたできるかなと思って……」

「パソコンがもっとできるようになれば、患者さんへの説明資料をもっとかわいらしく作れるようになるかなと思って……」

など、実は「仕事のために身につけたい、勉強したい」と、とても前向きな考えで答えているケースも多くあります。それらの実現をサポートして、その仕事を担当させてあげることで、そのスタッフの仕事への取り組み方をさらに前向きなものにすることにもなります。

「フラワーアレンジメントの勉強」を支援した会員歯科医院様では、その受付スタッフに予算を与えて、医院に飾る花を任せ、飾る花には制作者のスタッフの名前を表記することにしました。

すると、そのスタッフは「お花がキレイですね！」「どこで勉強したの？」など、患者

さんから褒められたり、花やフラワーアレンジメントが好きな患者さんから声をかけられる機会が増えて、受付の仕事だけでは得られなかった仕事への満足感が得られるようになり、さらに頑張って仕事に取り組めるようになったそうです。

医院近くのスポーツクラブに通い始めた歯科衛生士は、スポーツクラブでのスタッフの指導の仕方を見て「馴れ馴れしい態度が嫌だった」など、患者さんとのコミュニケーションのための反面教師になったことをミーティングで報告してくれたり、自分が働いている歯科医院の良いところを、スポーツクラブのスタッフや会員さんに話したことで、「それらの方々が歯科医院に来院されるようになった」など、紹介や口コミで新規の来院者を増やすことにもつながっています。

また現在、来院されるようになったスポーツクラブのスタッフや会員の患者さんに、ＰＭＴＣモニター体験や情報提供に協力していただき、来院者を増やす取り組みも行っています。

〃成長支援福利厚生制度〃は、スタッフの皆さんの成長をサポートするだけでなく、患者さんのために一緒に仕事を頑張るスタッフ（共〃感者さん〃）を増やし、また、自分が働いている歯科医院の良いところを、周りの人に話せるスタッフが増えることで、スタッフの紹介や口コミで紹介の患者さんを増やすためにも、有効な紹介・口コミを拡大する取り組みです。

7 「共〝感者さん〟の仕事のサポート」で紹介や口コミを拡大する！

「**地域の皆さんの健康生活をずっとサポートしたい**」という先生の〝**想い**〟を〝**ゼロかプラスの状態の人たちへの啓蒙活動**〟という〝形〟にして表現することで、その〝**想い**〟**に共感する患者さん、スタッフ、取引先企業の共〝感者さん〟**の協力を得て、紹介や口コミによって、歯のケアや美のために来院する患者さんを増やしている会員歯科医院様があります。

歯科医院とオーラルケア商品メーカーなどの企業を比較すると、

●歯のケアについての啓蒙活動の対象者

●歯のケアについての啓蒙活動の機会（量）

に違いがあります。

歯科医院では、主に〝痛み〟や〝むし歯〟などを解決するために来院した〝患者さん〟に、歯のケアについての啓蒙活動を行う機会が多いことでしょう。それに対してオーラルケア商品メーカーなどの企業では、現在痛みも感じず、普通に生活している〝生活者〟に、歯のケアについての啓蒙活動を行っています。

その結果、歯科医院に足を運んで自分の歯のケアを行う人より、ドラッグストアなどで高額なケア商品を購入して、歯のケアを行う人がかなり増えてきているという行動の差に現れています。

後者のような自分の歯のケアを行い続ける人を、歯科医院にも増やすためには、生活者のライフスタイルの中に、歯科医院で〝歯のケア〟を行うという行動を当たり前のこととして取り入れて継続してもらわなければなりません。つまり、歯科医院にも企業が対象にしているような〝生活者〟への啓蒙活動が必要だということです。

これは、歯のケアに限らず、身体のケアについても同じようです。

スポーツジムの方が話していましたが、健康診断や人間ドッグの検診結果でダイエットが必要な方が、スポーツジムに通い始めても長続きしないか、一定のダイエット効果が得られると、それ以降、その良い状態を維持するために、つまりケアのために通い続ける人は少ないそうです。

それよりも、スポーツジムが企業と提携して、福利厚生制度のひとつとして、普通に働いている従業員の人たちにＰＲをしたり、女性誌やスポーツ雑誌などでＰＲしたほうが、自分の身体のケアのためにジムに通う人を増やすことには効果的で、さらにそういった方々は、長期間のケアのために通い続けるそうです。

つまり、マイナスの状態の人たちへの啓蒙活動ももちろん大切ですが、それと同時に、ゼロやプラスの状態の人たちに啓蒙活動を行うことのほうが、その医院・スポーツジム・企業のサービスや商品で行ってもらうには、必要だということです。

歯科医院で、このようなゼロもしくはプラスの状態の生活者に対して啓蒙活動を行うためには、患者さんやスタッフ、取引先企業などの共〝感者さん〟に協力してもらうのが一番です。共〝感者さん〟に協力していただき、その勤務先や関わりのある企業、所属している組織などの従業員・お客様・取引先企業に対して〝歯のケアについての啓蒙活動〟を行うことで、継続性のある歯のケアが行えるのです。

たとえば、

〝ホワイトニングを行うと、窓口スタッフのお客様への印象を良くすることができる〟

〝歯の予防意識を高めてむし歯リスクを減らすと、歯の痛みを抱えながら仕事をして集中力を欠いたことで起こるミスを防ぐことができる〟

〝歯の予防についての情報をお客様に届けると、企業イメージがアップする〟

など、その企業にとってプラスになる提案をすることで、トップの人たちも、その情報を従業員に伝える必要性を感じることができ、歯科医院のためではなく、自分たち企業のために、歯のケアについての啓蒙活動を実施するようになります。

ある会員歯科医院様では、その医院に通う患者さんの協力を得て、患者さんが働いている美容院において、お客様へのサービスアップやスタッフ教育のサポートとして、次のような〝**歯のケアや美についての啓蒙活動**〟を行っています。

①提携美容室お客様特別ホワイトニング＆ＰＭＴＣ料金の設定
②スタッフのホワイトニング＆ＰＭＴＣモニター
③お客様への情報提供用の「歯のケア」「歯の美」についての連載情報提供
④スタッフ向け「歯のケア」「歯の美」勉強会開催
⑤お客様向け「ホワイトニング」「ＰＭＴＣ」「予防」についての勉強会開催

その美容院では、美のトータルアドバイザーとして、ヘアケアやメイクだけでなく、歯のケア、歯の美のための「ＰＭＴＣ」や「ホワイトニング」について勉強し、お客様に情報提供しています。歯のケアや美についての啓蒙活動が、お客様へのサービスアップやスタッフ教育になると考え、実施されているそうです。

美容院のお客様やスタッフという、ゼロもしくはプラスの状態の方々へ、啓蒙活動を継続的に行ってきた結果、美容院の情報誌やスタッフからの紹介による来院者を増やしています。そして、この啓蒙活動を行ってくれる美容院や企業なども、共〝感者さん〟の協力で増やしているのです。

〝ゼロかプラスの状態の人たちへの啓蒙活動〟は、共〝感者さん〟の仕事をサポートすることで、共〝感者さん〟をさらに増やすことにつながり、また、共〝感者さん〟の紹介や口コミで紹介の患者さんを増やすためにも、有効な取り組みです。

8 口コミしたくなる「歯科医院の表現」で共〝感者さん〟の輪を拡大する！

共感してほしいタイプの患者さんに、先生の〝**想い**〟が伝わるような〝**歯科医院の表現**〟に変えることで、さらにその〝**想い**〟に**共感する共〝感者さん〟を増やしている会員歯科医院様**があります。

皆さんは、ホームページや医院案内などで、

〝歯科医院（自分自身）のこと〟

〝歯科医院（自分自身）が、患者さんにとってどんな存在になりたいか〟

を、患者さんにどのように表現していらっしゃいますか？

その表現は、ご自身の歯科医院に来院してほしいと思っている患者さんに合った表現になっていますか？　ご自身の歯科医院に来院してほしいと思っている患者さんが、来院したくなるような表現になっていますか？

以前、会員歯科医院様から、次のようなご相談をいただきました。

「自分の歯や健康への意識が高く、歯の良い状態を維持したり、より審美性を追求するために、コストや時間を投資したりするような患者さんが多く来院するようにリニューア

ルしました。それらの患者さんに、最先端の設備で最高の技術を提供できるような歯科医院を目指したいと思い、予防専用ルームや個室の診療ルームを設け、最先端設備も新しく導入したのですが、リニューアルして1年ほど経っても、なかなか自分が来院してほしいと思っているタイプの患者さんの来院が増えず、リニューアル前と変わらないタイプの患者さんが多いのです……」

そこで、この歯科医院にお伺いしたところ、院長先生が来院してほしいと思っているタイプの患者さんが増えない理由のひとつに気がつきました。

それが**〝歯科医院（自分自身）のこと〟〝歯科医院（自分自身）が、患者さんにとってどんな存在になりたいか〟**の表現だったのです。つまり、先生の〝想い〟の表現が共感してほしい患者さんとズレていたわけです。

この歯科医院ではリニューアル前から、医院案内などで「○○歯科医院は、あなたのお口のホームドクター、かかりつけ歯科医院を目指しています」と、〝歯科医院（自分自身）のこと〟〝歯科医院（自分自身）が、患者さんにとってどんな存在になりたいか〟を患者さんに表現していました。

しかしながら、ハードの部分（院内・設備）は、この院長先生が来院してほしいと思っているタイプの患者さんに共感されるようにリニューアルしたのですが、ソフトの部分（歯科医院や自分自身についての表現）を、そのタイプの患者さんが共感するようなものに変更せずに、リニューアル前の表現を、そのまま医院案内や医院新聞などのあらゆるところに使っていたのです。そのため、リニューアル後も、院長先生が来院してほしいと思っているタイプの患者さんには、「この歯科医院（先生）はよさそうだな」「この歯科医院に行ってみようかな」と思っていただけないような表現のツール類ばかりで、紹介や口コミが増えなかったということです。

さて、皆さんは〝ホームドクター〟や〝かかりつけ歯科医院〟という言葉で、どんな先生、どんな歯科医院をイメージされますか？

〝親しみやすい歯科医院（歯科医師）〟〝アットホームな歯科医院〟〝気軽に行ける歯科医院〟〝気軽に何でも相談できる歯科医師〟〝町のお医者さん〟というような先生や歯科医院をイメージしませんか？　しかし、この院長先生が来院してほしいタイプの患者さんは、この〝ホームドクター〟や〝かかりつけ歯科医院〟という言葉が与えるイメージの先生や歯科医院には、共感しにくいのです。

つまり、〝誰でも〟〝気軽に〟〝身近な〟という立場の歯科医院（歯科医師）ではなくて、**〝自分専属の歯科医師（人）〟〝自分専用の歯科医院（空間）〟**というように、**〝自分だけの歯の専門家〟〝自分を大切にしてくれる〟**というイメージを持っていただけるような表現が、この院長先生が多く来院してほしいと思っている、自分の歯や健康への意識が高く、自分の歯の良い状態を維持したり、より審美性を追求するために、コストや時間を投資する**〝自己投資タイプの患者さん〟**に共感していただくためには必要だったのです。

〝マイデンティスト（マイ・デンタルクリニック）〟〝パーソナルデンティスト（パーソナルデンタルクリニック）〟〝マイハイジニスト〟〝パーソナルハイジニスト〟のように、〝私の〟〝私専属の〟をイメージできる表現が、この院長先生が希望しているタイプの患者さんに共感していただくためには必要だということです。

このように、どの表現が良い悪いということではなくて、

〝自分が来院してほしいと思っているタイプの患者さん〟

〝自分が目指している歯科医院のイメージに合ったタイプの患者さん〟

に共感していただけるように、〝歯科医院（自分自身）のこと〟〝歯科医院（自分自身）が、患者さんにとってどんな存在になりたいか〟を医院案内やホームページなどで患者さんに表現することが、自分が来院してほしいと思っているタイプの患者さんに来院していただくためには大切です。また、そのタイプの患者さんが紹介したいと思うような表現を用いたツール類を用意することで、さらに友人や周りの人たちに歯科医院を紹介・口コミしやすくなるのです。

先生の〝想い〟が伝わる〝歯科医院の表現〟は、先生の〝想い〟に共感してほしいタイプの共〝感者さん〟に集まっていただくためにも、共〝感者さん〟の紹介や口コミで紹介の患者さんを増やすためにも、有効な紹介・口コミを拡大する取り組みです。

9 「ブログと医院新聞」で共〝感者さん〟の輪を拡大する！

先生、スタッフの皆さん、歯科医院の患者さんへの**〝想い〟**を、ブログや医院新聞などの**〝文章〟**という〝形〟にして患者さんに表現することで、その**〝想い〟に共感していただける共〝感者さん〟を増やしている会員歯科医院様**があります。

「医院新聞」「手渡しチラシ」「医院小冊子」「ホームページ」「ブログ」などを使って、患者さんや医院の周りの方々に対して、「医院のこと」「先生のこと」「スタッフのこと」「患者さんの歯の予防やキレイに役立つこと」「医院が患者さんに役立てること」などの情報発信を継続的に行っている会員歯科医院様では、新規の患者さんや紹介患者さん、自費診療を増やされています。

患者さんに継続的に情報発信を行っている歯科医院が、このような成果をあげられるのは、広告規制がある歯科業界では特別なことではありません。

大規模な医療法人でも個人開業医院でも、お金や人がたくさん集まる医院でもそうでない医院でも、すべて条件が同じだからです。その中でも手間はかかりますが、「広告」ではなく「医院新聞」「手渡しチラシ」「医院小冊子」「ホームページ」「ブログ」……などを使って、患者さんや歯科医院の周りの人たち、地域の人たちに対して、情報発信を継続的に行っている歯科医院は、歯科医院の存在や役立つ情報はもちろん、それらの文章を通して、先生、スタッフの皆さん、歯科医院の患者さんへの〝想い〟を継続的に表現することができるので、その〝想い〟に共感していただける共〝感者さん〟が集まってきているのです。

また、継続的に情報発信を行うことは、ほとんどの先生方が医院経営に役に立つのはわかるけれど、手間がかかり面倒と思って苦手にしているため、取り組んでいる歯科医院が少なく、かつ増えてもいないのでしょう。だからこそ、実践されている歯科医院様が成果を上げ続けている要因になっているようです。

そこで、ブログや医院新聞による継続的な情報発信を、少しでも簡単に、そして継続的に行える方法をご紹介していくことにします。

それは、**「医院新聞をつくる準備のためにブログをつくる」**という方法です。

ブログや医院新聞を、それぞれ別々に考えるのではなく、ブログに書く記事を医院新聞でも使えるように、ブログづくりと医院新聞づくりとを連携させます。一つの記事を両方に使えるようにすることで、記事を書く仕事量を減らしているのです。

①「医院新聞」の構成を考える／「自医院がわかること」「先生の人柄がわかること」「スタッフの人柄がわかること」「患者さんの歯の予防やキレイに役立つこと」「医院

が患者さんに役立てること」……を織りまぜて考えます。

歯科医院の周りにあるお店や病医院を紹介するコーナーを設けると、医院新聞完成後に、そのお店や病医院に「医院新聞」を置いてもらえます。そこにいらっしゃるお客様や病医院の患者さんに対して、自医院のことを伝えることができ、そこからの患者さんが来院するようにもなります。また、それ以前に、その医院新聞での紹介がキッカケになって、そこで働く人たちが確実に来院してくれるのです。

②記事を書く担当を決める／ホームページでは、先生やスタッフの写真や仕事をしている写真を掲載することで「人気」（ひとけ）を出せますが、ブログや医院新聞の文章でも、先生やスタッフの「人気」を出すこと、患者さんへの〝想い〟を表現することは可能です。先生やスタッフについて、趣味や遊び、一生懸命に取り組んでいることなどを書くと、皆さんの人柄を伝えることができ、患者さんとのコミュニケーションのために役立ちます。

また、ブログは院長先生が一人で書くのではなく、それぞれの記事の担当者を決めて、医院全体で担当分けをして書くようにします。

③医院新聞1ヵ月分の記事がたまったら、医院新聞を発行する／ブログを書き続けていくと、記事がドンドンたまっていき、それが医院新聞づくりの財産になります。そして、はじめに構成を考えた医院新聞の記事がそろった時点で、医院新聞を作成して発

行します。

このように、医院新聞づくりのことを考えてブログをつくっていくと、仕事の量を減らしながら、医院新聞とブログの両方を使って情報発信が行えるようになります。そして患者さんやその周りの人、地域の人たちに、歯科医院の存在や役立つ情報はもちろん、それらの文章を通して、先生、スタッフの皆さん、歯科医院の患者さんへの〝想い〟を継続的に表現することができるようになり、その〝想い〟に共感していただける共〝感者さん〟を増やしていくことができます。

会員歯科医院様では、ブログをご覧いただいた患者さんが、歯科医院のブログを会社の同僚に伝えてくれ、それがキッカケで来院いただいたり、別の患者さんは、自分のお客様に毎月送っている情報メールで、歯科医院のブログを紹介してくれたそうです。

それらの患者さんにお聴きするところによると、「**ホームページよりブログのほうが紹介しやすい**」「**メールで案内できるので気軽に紹介できる**」そうです。

ブログと医院新聞による継続的な情報発信は、患者さんや歯科医院の周りの人たちに歯科医院の〝想い〟を継続的に表現して、その〝想い〟に共感していただける共〝感者さん〟を増やすためにも、共〝感者さん〟に新しい紹介ツールや機会を提供して、歯科医院の紹介や口コミを増やすためにも有効な、紹介・口コミを拡大する取り組みです。

10 「共〝感者さん〟コミュニティ」で共〝感者さん〟の輪を拡大する！

「**共〝感者さん〟コミュニティづくり**」で、歯科医院の〝**想い**〟に**共感してくれる共〝感者さん〟**がさらに共感する歯科医院にしたり、**共〝感者さん〟の紹介や口コミで患者さんを増やしている会員歯科医院様**があります。

「**共〝感者さん〟コミュニティ**」をつくることは、共〝感者さん〟が集まる歯科医院をつくるためにも、共〝感者さん〟を増やしていくためにも必須です。

先生やスタッフの皆さん、つまり先生の歯科医院がどんな〝想い〟を持って患者さんたちに歯科医療を提供しているのかを感じていただくためには、さまざまな形で表現していかなければなりません。

その〝想い〟を形にして患者さんに表現していくことで、少しずつでも共感してくれる患者さんが集まってくることでしょう。その集まってくれた共〝感者さん〟がさらに共感するところを増やし、またその方々の紹介で、歯科医院の共感者を増やしていくために必要なのが「共〝感者さん〟コミュニティ」です。

「**共〝感者さん〟コミュニティ**」では「○○歯科医院 歯ッピー倶楽部」「○○歯科医院

笑顔くらぶ」「○○歯科医院ファミリー倶楽部」などのネーミングをつけています。

ある会員歯科医院様では、

「〝○○歯科医院　歯ッピー倶楽部〟は、もう二度と〝痛い！〟を治すために○○歯科医院に来ない、もっともっと歯を健康にして、もっともっと歯をキレイにして、生活を楽しみたいと考える皆さんの集まりです」

と、マイナスを取り除くという歯科医院との関わりではなくて、もっとプラスになるために歯科医院と関わっていってほしいという、歯科医院の〝想い〟を表現し、その共〝感者さん〟に集まっていただいています。

そして、「○○歯科医院　歯ッピー倶楽部」会員の人たちが、もっともっとよくなるための情報を、会員向けニュースレターの発行で伝えています。また、会員様特典も用意して、会員の皆さんのプラスになるように、いろいろな機会に歯科医院との関わりを持っていただけるようにすることで、共感される部分を増やしています。

たとえば、

●歯ッピー倶楽部キレイ歯応援プログラム
●歯ッピー倶楽部むし歯ゼロ応援プログラム
●歯ッピー倶楽部良い子応援プログラム

などのプログラムをつくって応援したり、「ＰＭＴＣモニター」「デンタルグッズモニター」などのモニターを、会員様の方の中から募集して、これまでに体験したことがない医療サービスを体験していただき、共感されるところを増やしています。

このように、いろいろなサービスを会員の皆さんに体験していただくことで、体験者の声を集めることができ、それを会員向けニュースレターで紹介して、他の会員の皆さんにも体験を共有していただいています。また、会員の皆さんに協力していただき、友人にもモニターをお願いすることで、医院とまったく接点のなかった方を紹介していただけるようにもなります。

このような企画を実施したり、年に何回か会員様同士の関わりの場として勉強会を実施して、そこに友人と一緒に参加してもらうことで、歯科医院を紹介や口コミしてもらえる機会を増やします。

歯科医院に限らず、患者さんやお客様が自分の周りの人たちによいと思ったことを紹介するときに、言葉だけで伝えるよりも、「モノ」や「イベント」があってそれを紹介するほうが簡単にできます。患者さんやお客様が友達を誘うとき、紹介するときは「イベント」や「集まり」を紹介するほうが楽ですから、紹介で医院のことが広がりやすくなります。ですから、「**共〝感者さん〟コミュニティ**」をつくることは、紹介の患者さんを増やすためにはとても効果的なのです。

また、「**共〝感者さん〟コミュニティ**」の勉強会に、患者さんとして来院されている近隣のクリニックの先生に講師をお願いして、会員さんと接点を持つ機会を増やし、そのクリニックを会員さんに紹介してあげることもできます。

その結果、この取り組みを行っている会員歯科医院様では、歯科医院そのものはもちろんですが、これらのコミュニティやイベントを、その先生のクリニックの患者さんたちにも紹介していただけるので、クリニック関係の方々の中からも、歯科医院の共〝感者さん〟を増やしています。

そして、講師をしていただいた近隣のクリニックと共同で、会員さん向けのニュースレターとは別に、地域の皆さんにそれぞれの専門分野の健康維持をサポートする記事を書いて**「共同医院新聞」**を発行しています。この新聞をそれぞれの医院の患者さんたちに配布して、共〝感者さん〟をサポートすることで、さらなる来院につなげています。

このような「共同医院新聞」も含め、会員さんとの接触機会をニュースレターなどで増やしていけば、共〝感者さん〟は確実に増えていきます。

歯科医院の〝想い〟に共感する会員さんを増やしていけば、今すぐに治療を受けていただかなくても、将来、歯科医院で治療やケアを受けようと思ったときに、自分の歯科医院を選んでくれる人を増やしていることになります。

「共〝感者さん〟コミュニティ」は、さらに共感していただける歯科医院をつくり、共〝感者さん〟の紹介や口コミで紹介の患者さんを増やすためにも有効な取り組みです。

●おわりに

最後までお読みいただきありがとうございました。

「紹介や口コミは、先生やスタッフの皆さん、そして歯科医院の良さを周りに伝えるためにはもっともよい方法です」

「紹介や口コミは、先生やスタッフの皆さん、そして歯科医院の〝想い〟がしっかりと伝わる患者さんを増やすためには、もっともよい方法です」

皆さんは、本人から直接褒められたときと、その人が皆さんのことを褒めていたことを第三者から聞いたときでは、どちらが嬉しく感じられますか？　第三者から聞いたときのほうが、何倍も嬉しく感じられるのではないでしょうか。

これと同じように、皆さんの〝良さ〟や〝想い〟も、皆さんが患者さんに直接伝えるよりも、患者さん（第三者）から伝わったり、伝えてもらったほうが、何倍もしっかりと〝良さ〟や〝想い〟が伝わります。

この本でご紹介してきたことを実践して、ぜひ成果に結びつけていただきたいと切望しています。

そこで、最後に私自身が本やセミナーで学んだものを実践して成果に結びつけるために、ずっと実践していて、大いに効果を感じている方法をご紹介することにします。

まず、この本の中で、共感いただき、実践してみようと思ったことを、ご友人の先生などに「この前読んだ本に〝○○って〟書いてあったんだけど……」などと話をしてみてください。

そうすると、話しながらきっと「これはどう実践するんだっけ？」などと、わかったと思っていたが、理解していなかったり、忘れてしまったりしていることに気づかれると思います。そう気づいたら、そのことが載っている箇所を読み返すのです。実践するために必要なことがしっかりと理解できるようになります。

もう一つの効果は、話をしていると「この方法は、こうしたほうがもっと成果が上がるんじゃないか？」「こんな方法もあるな？」など、**自分なりの新しいアイデア**が浮かんでくることがあります。私がお伝えしたことに「**皆さんの新しいアイデア**」がプラスされたノウハウは、「**皆さんオリジナルのノウハウ**」に生まれ変わるのです。

皆さんは「他人が考えたこと」と「自分が考えたこと」のどちらが〝やってみよう！〟〝頑張ってみよう！〟と思いますか？　私は自分で考えたことのほうです。

ですから、この方法を実践すると、共感できた方法を読んだり、聞いたりするだけで終わらせず、確実に成果につなげられるので、ずいぶん前から実践しています。

“Give & Given” “与えれば与えられる機会に恵まれる”

よく聞く言葉ですが、この方法もその一つなのかな、といつも思っています。

私は、皆さんよりも歯科医院経営について、コンサルティング先の先生やセミナー参加者の先生などに話しをする機会がたくさんあります。そのおかげで、話をしながら、「新しい考えが浮かぶ」という、与えられる機会にも多く恵まれています。

このような私の経験からも、本書を読んで得られたことを周りに話すことで、「新しいアイデア」が皆さんに与えられると思います。そして、それらを実践することで皆さんの歯科医院に素晴らしい成果が与えられると確信しております。

本書をまとめるにあたり、編集長の村岡廣介氏はじめ、たくさんの方にお世話になりました。本当にありがとうございました。

そして、大切な歯科医院の経営に関わらせていただき、多くの経験をさせていただいております「トップ1％歯科医院倶楽部」「患者さん対応ブラッシュアップ倶楽部」会員の皆様、本当にありがとうございます。これからも全力でサポートさせていただきます。

有限会社ファイナンシャルプラス
代表取締役　澤泉 千加良

〔著者のプロフィール〕
澤泉　千加良（さわいずみ　ちから）
㈲ファイナンシャルプラス 代表取締役。主宰する「トップ１％歯科医院倶楽部」会員歯科医院（全国65医院超）の経営（増患増収、スタッフ育成中心）をサポートするかたわら、パートナーシップを結ぶ全国の100を超える歯科医院サポート会計事務所、生命保険営業の顧客歯科医院の経営サポートも行う。歯科医師会・同窓会等で多数の講演活動中。『歯科医院経営』（クインテッセンス出版）の連載でも好評を博し、著書に『患者さんを増やす仕組みづくり』（クインテッセンス出版）がある。
〔連絡先〕　㈲ファイナンシャルプラス
〒103-0027 東京都中央区日本橋 1-2-16 BLUE MARK 83 601号
TEL　03-3275-8148　　FAX　03-3275-8284
E-mail：info@e-8148.com
URL：http://www.e-8148.com　　http://blog.e-8148.com

☆小冊子『患者さんの目線から』（Part 1～3）、医院新聞『歯っぴい通信』（サンプル）の無料プレゼントは下記サイトからお申し込みください。プレゼント番号**【8148】**
『歯科医院サポート会計事務所.net』 http://www.shika-kaikei.net

〔歯科医院経営実践マニュアル〕
紹介・口コミで患者さんは絶対増える

2007年8月10日　第1版第1刷発行

著　　者　澤泉《さわいずみ》　千加良《ちから》

発 行 人　佐々木一高

発 行 所　クインテッセンス出版株式会社
東京都文京区本郷3丁目2番6号　〒113-0033
クイントハウスビル　電話 (03) 5842-2270（代表）
(03) 5842-2272（営業部）
(03) 5842-2280（編集部）
web page address　http://www.quint-j.co.jp/

印刷・製本　サン美術印刷株式会社

ISBN978-4-87417-974-1　C3047

定価はカバーに表示してあります

歯科医院経営実践マニュアル

院長、スタッフでもう一度見直してみませんか？

第1弾

患者さんの心と信頼をつかむ
コトバづかいと話し方

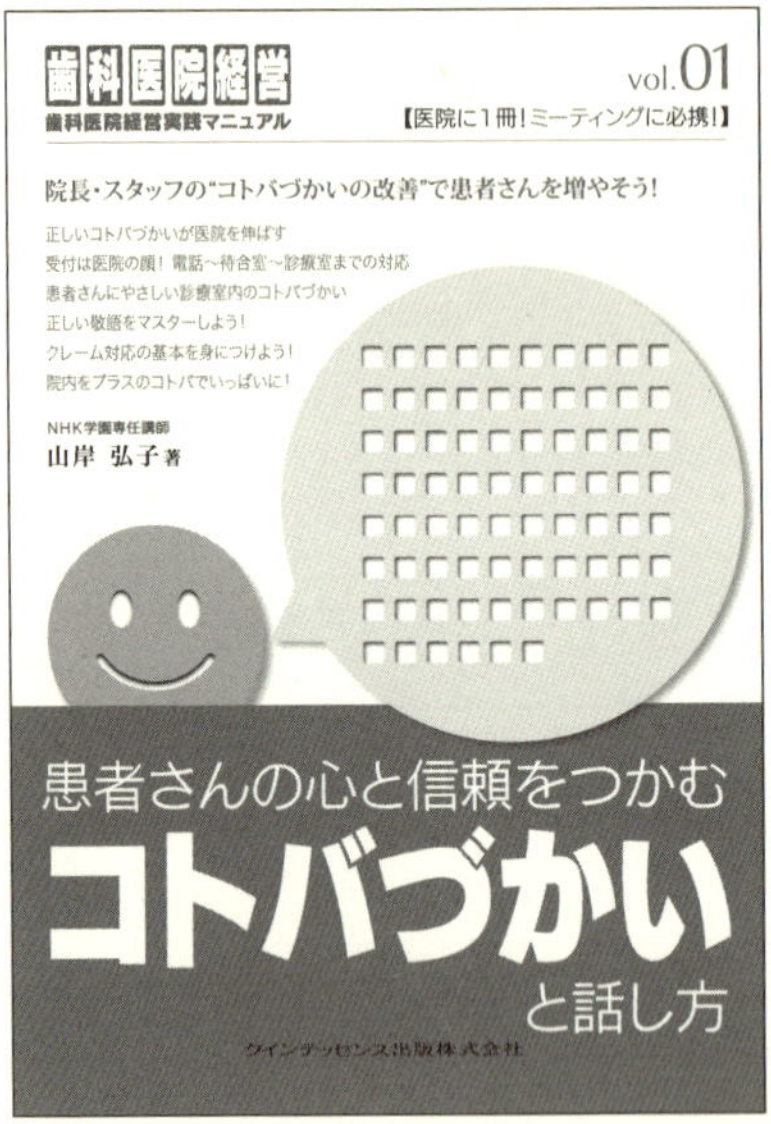

★ もくじ ★

山岸弘子（NHK学園専任講師）

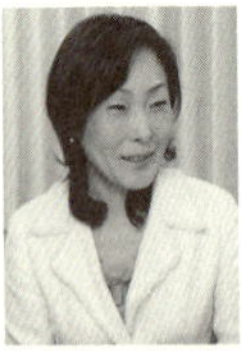

NHK学園専任講師として「美しい日本語」「話し上手は敬語から」講座を担当。（有）フィナンシャルプラスで「患者さん対応ブラッシュアップ倶楽部」を主宰。教員研修・歯科医院研修・高校生研修など、各方面で話し方・敬語指導を行っている。主な著書に『敬語のケイコ（CD付）』（日本実業出版社）『美しい日本語の書き方・話し方』（成美堂出版）がある。『歯科医院経営』に2003年より連載中。

歯科医院経営実践マニュアルの特長

★"1つの仕事に1冊の本"――医院の個々の仕事が完璧にマスター！
★実践的な内容を中心に展開し **"理論より実践"** を心がけた内容！
★豊富な**図表・シート・イラスト**で、使いやすい！
★歯科医院の**ヒト・カネのトラブル**を防止できる！
★**院内ミーティング**のテキストに最高！

●サイズ：A5判　●184ページ　●定価：2,100円（本体2,000円・税5％）

クインテッセンス出版株式会社
〒113-0033　東京都文京区本郷3丁目2番6号　クイントハウスビル
TEL. 03-5842-2272(営業)　FAX. 03-5800-7592　http://www.quint-j.co.jp/　e-mail mb@quint-j.co.jp

歯科医院経営実践マニュアル

歯科医院改革のプロが、繁盛医院・勝ち組医院への具体的道筋と手法を公開!

第6弾

3ヵ月で医院が変わる

勝ち組歯科医院経営 55のポイント

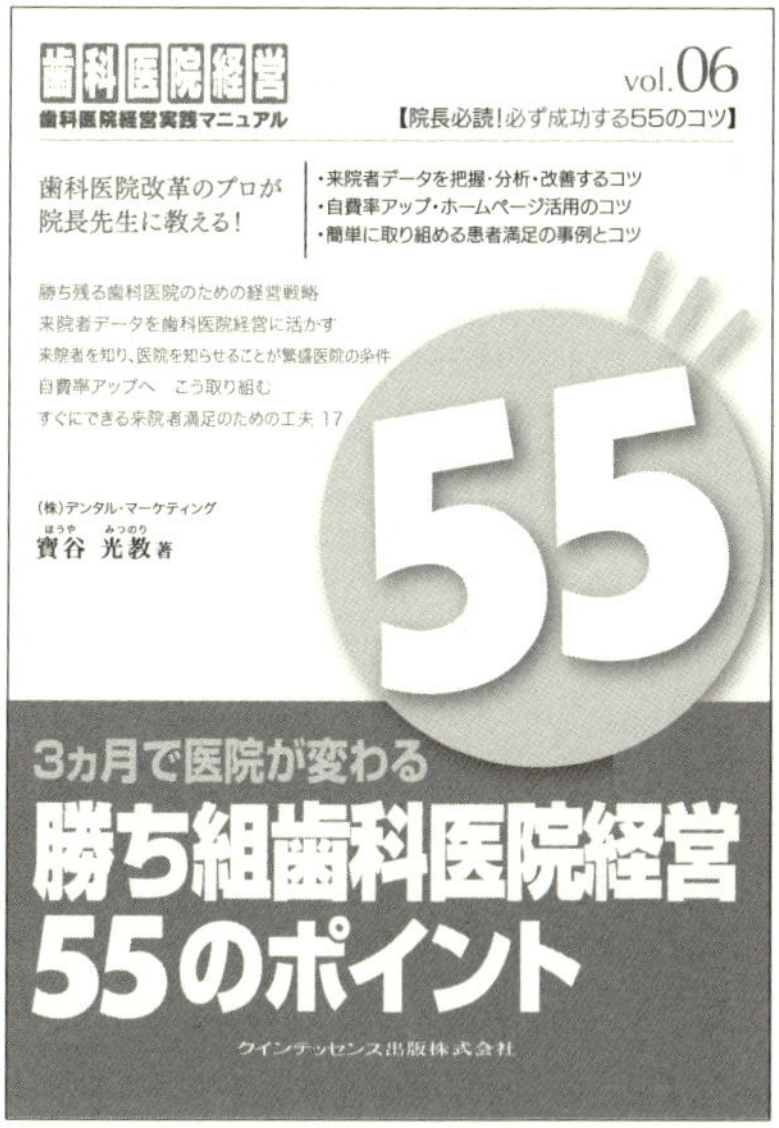

★ もくじ ★

寶谷光教（株）デンタル・マーケティング代表取締役

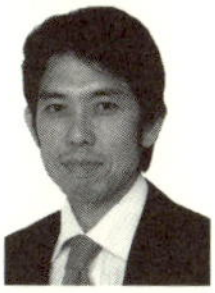

大学卒業後、メーカー勤務を経て、2001年から船井総合研究所にて経営コンサルティング活動に従事し、2005年に独立。現在、株式会社デンタル・マーケティング代表取締役社長。指導先の歯科医院は、船井総合研究所時代を含めると、数年間で100を超えており、多数の成功事例をつくってきた歯科医院専門のトップコンサルタントとして知られている。歯科医院の増患対策、組織活性化、自費率向上、評価制度の導入等を得意としており、中小企業診断士であり、プロボクサーのライセンスも持つ。

●サイズ：A5判　●184ページ　●定価：2,100円（本体2,000円・税5%）

クインテッセンス出版株式会社
〒113-0033　東京都文京区本郷3丁目2番6号　クイントハウスビル
TEL. 03-5842-2272（営業）　FAX. 03-5800-7592　http://www.quint-j.co.jp/　e-mail mb@quint-j.co.jp

歯科医院経営実践マニュアル

開業医である著者が売上増・スタッフ管理の秘訣を公開!
経営理論を超えた実践的ノウハウ集!

第7弾

誰も思いつかなかった
歯科医院経営の秘訣

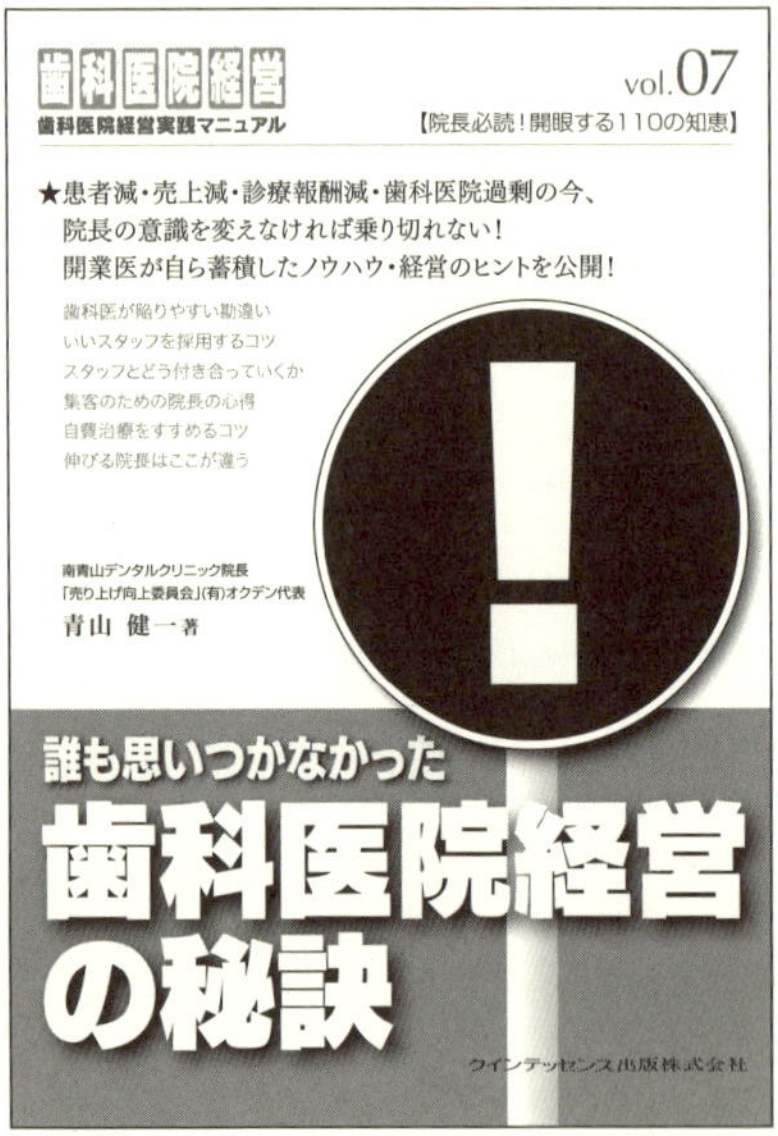

★ もくじ ★

青山健一　南青山デンタルクリニック院長

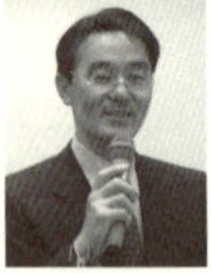

「売り上げ向上委員会」(有)オクデン代表。広島大学歯学部卒業。1992年東京都港区南青山で歯科医院を開業、法人化、分院設立を経て、売上げが低迷している歯科医院をサポートするため、2005年「売り上げ向上委員会」(有)オクデンを設立、代表を務める。診療のかたわらセミナー・出版・コンサルティングなどを通じて、自分自身の低迷期から脱出したノウハウを広く歯科医師に広めようと精力的に活動している。現役の院長として診療しているため一般の経営コンサルタントとは一味違った、自らの経験にもとづいた実践的なノウハウの提供には高い評価を得ている。

●サイズ:A5判　●184ページ　●定価:2,100円(本体2,000円・税5%)

クインテッセンス出版株式会社
〒113-0033　東京都文京区本郷3丁目2番6号　クイントハウスビル
TEL. 03-5842-2272(営業)　FAX. 03-5800-7592　http://www.quint-j.co.jp/　e-mail mb@quint-j.co.jp